HISTOIRE

DE

L'HOPITAL NECKER

(1778-1885)

PAR

Raymond GERVAIS

Docteur en médecine et licencié en droit
des Facultés de Paris.

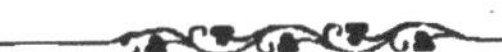

PARIS

A. PARENT, IMPRIMEUR DE LA FACULTÉ DE MÉDECINE
A. DAVY, successeur
52, RUE MADAME ET RUE MONSIEUR-LE-PRINCE, 14

1885

HISTOIRE

DE

L'HOPITAL NECKER

(1778-1885)

PAR

Raymond GERVAIS
Docteur en médecine et licencié en droit
des Facultés de Paris.

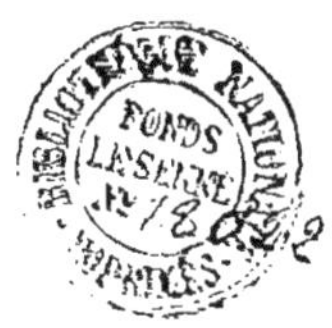

PARIS
A. PARENT, IMPRIMEUR DE LA FACULTÉ DE MÉDECINE
A. DAVY, successeur
52, RUE MADAME ET RUE MONSIEUR-LE-PRINCE, 14

1885

A MON ONCLE DUMERGUE

A MON MAITRE ET PRÉSIDENT DE THÈSE

M. LE PROFESSEUR LABOULBÈNE

Professeur d'histoire de la médecine à la Faculté de médecine de Paris,
Membre de l'Académie de médecine,
Médecin de l'hôpital de la Charité,
Officier de la Légion d'honneur.

HISTOIRE

DE

L'HOPITAL NECKER

(1778-1885)

Avant de commencer l'histoire de l'hôpital Necker depuis sa fondation jusqu'à nos jours, avant de raconter comment cet établissement porta successivement les noms d'hospice de Charité des paroisses Saint-Sulpice et du Gros-Caillou, d'hospice de l'Ouest et enfin d'hôpital Necker, nous tenons avant tout à remercier publiquement M. le professeur Laboulbène. Que notre président de thèse reçoive donc ce faible témoignage de gratitude et de reconnaissance pour les encouragements qu'il nous a donnés ei pour les savantes leçons qu'il n'a cessé de nous prodiguer pendant le cours de nos études.

Ce travail est divisé en quatre parties :

I. Histoire de la fondation de l'établissement sous le nom d'*Hospice de Charité* et administration de la Maison par Mme Necker.

II. Époque de la Révolution française, *Hospice de l'Ouest*, puis *Hôpital Necker*, et transformations successives de l'hôpital sous ce dernier nom.

III. Hôpital Necker actuel. Hygiène. Chauffage. Ventilation. Mortalité. Service médical.

IV. Pièces annexées.

PREMIÈRE PARTIE.

Hospice de Charité des paroisses de Saint-Sulpice et du Gros-Caillou.

FONDATION DE L'ÉTABLISSEMENT ET ADMINISTRATION DE Mme NECKER A « L'HOSPICE DE CHARITÉ. »

Vers la fin du XVIIIe siècle, les auteurs qui se sont occupés des hôpitaux nous ont laissé un tableau sombre et terrible de certains de ces établissements; l'Hôtel-Dieu, le plus mal tenu, il est vrai, faisait dire à Tenon, Rapport sur les hôpitaux, page 149 : « L'Hôtel-Dieu « est bâti contre l'intérêt des pauvres, de la Société, « ses propres intérêts, les règles de l'art de guérir et « en même temps contre celles de la prudence, » et dans le rapport de la commission chargée par l'Académie de médecine de l'examen du projet d'un nouvel Hôtel-Dieu, on lit cette phrase (page 71) : « La con« servation de cet hôpital produit donc le même effet « d'une sorte de peste qui désolerait constamment la « capitale. »

L'état des malades, dans cet hôpital, était déplorable; empilés jusqu'à six dans des lits de 4 pieds 4 pouces de large, obligés pour s'y placer de se mettre trois à la tête et trois aux pieds, perchés quelquefois jusque sur le ciel de lit, ces malheureux ne pouvaient goûter ni repos, ni sommeil; toutes les règles de l'hygiène étaient méconnues; entassés au point de n'avoir qu'une toise cube d'air par personne, respirant un air profondément vicié par leur présence et par toutes sortes de déjections et de détritus, les malades vivaient dans une promiscuité redoutable pour leur guérison. Quelle que soit la maladie qui les avait amenés, dans les jours d'encombrement tous étaient confondus; on plaçait un entrant dans le lit d'un galeux qui venait de mourir, quelquefois sans enlever le mort, et les convalescents, les phthisiques, les fiévreux, les varioleux, les fous et les enragés, tous atteints de la gale et dévorés par la vermine, vivaient dans les mêmes salles sans nul souci de la contagion (1).

Justement émue de l'aspect de tant d'infortunes et de misères, une des dames les plus charitables du temps, Mme Necker (2) résolut d'utiliser le pouvoir de son

(1) Rapport de la Commission chargée de l'examen du projet d'un nouvel Hôtel-Dieu. Pièces annexées, n° 1 et n° 2.

(2) Suzanne Curchod, dame Necker, épouse de Jacques Necker, financier et ministre, né à Genève, le 30 décembre 1732, mort en 1804.

Madame Necker était née à Crassier, pays de Vaud, en 1739, morte aux environs de Lausanne en 1794. Fille d'un pasteur protestant. Se maria avec M. Necker en 1764.

Auteur des inhumations précipitées, 1790, in-8°.

Rapports sur l'hospice de Charité, 1779-1788, in-4°.

Réflexions sur le divorce, 1795, in-8°.

Mélanges extraits des manuscrits de Madame Necker, publiés par son mari après la mort de l'auteur, 1798, 3 vol. in-8°.

mari, directeur général des finances, pour venir en aide aux malheureux. La question des hôpitaux était alors souvent agitée, et le gouvernement s'occupait à juste titre de les améliorer.

Étant données les idées du jour, M. Necker, directeur général des finances, alors tout puissant, n'eut pas grande peine à obtenir du roi une somme de 42,000 livres qui devait être prise tous les ans sur les fonds de la loterie royale, pour faire l'essai d'une maison de charité de 120 lits (1).

Cet établissement devait être sous la haute direction de Mme Necker, qui se chargeait de veiller à tout et se faisait forte de démontrer victorieusement qu'avec une somme minime, relativement aux autres hôpitaux, grâce à une bonne administration, elle ne mettrait qu'un malade par lit au lieu de quatre ou cinq, « en « les soignant avec toutes les attentions de la plus « tendre humanité ».

L'argent trouvé, il fallait un local.

Les Bénédictines de Notre-Dame-de-Liesse venaient d'être supprimées. Ces religieuses, établies, en 1631, à Réthel, diocèse de Rheims, avaient quitté ce pays pour fuir les malheurs de la guerre. Elles se réfugièrent rue du Vieux-Colombier, à Paris, où la duchesse de Longueville et la comtesse de Soissons les prirent sous leur protection, et là se consacrèrent à l'éducation des jeunes filles. En 1649, elles prennent possession d'une propriété connue sous le nom de Jardin de l'Oli-

(1) 60 pour les hommes; 60 pour les femmes.

vet, au delà de la barrière de *Sève*, où plus tard elles firent élever une chapelle. Peu à peu le nouveau couvent devint désert, et en 1775 il n'y avait plus que sept religieuses.

En 1778, par suite de leur suppression, l'immeuble était devenu vacant, et sur les conseils de M. Colombier, inspecteur général des hôpitaux et établissements de secours, Mme Necker choisit cette vaste maison pour y établir l'hospice de 120 lits.

La date exacte de ce fait se trouvait difficile à préciser, et les archives de l'administration générale de l'assistance publique n'ayant à aucune époque, même antérieure aux incendies de mai 1871, possédé de *fonds* relatifs à l'histoire de l'hôpital Necker (1), il a fallu nous en rapporter à nos recherches personnelles. Or, voici ce que nous trouvions à ce sujet : Tenon, dans son mémoire sur les hôpitaux, ne donne pas de date;

(1) Si les archives de l'Assistance publique n'ont jamais possédé de fonds relatifs à l'hôpital Necker, elles n'en sont pas moins restées très riches encore (malgré l'incendie de 1871) et peuvent offrir des ressources précieuses à ceux qui voudraient étudier le mécanisme hospitalier aux siècles passés.

Une tradition plus libérale assure aujourd'hui aux travailleurs l'accueil le plus empressé dans ce dépôt d'archives.

On n'oubliera pas que c'est à M. Brièle, archiviste actuel, dont nous ne saurions trop louer l'obligeance et l'amabilité que l'administration de l'Assistance publique doit d'avoir conservé les fonds les plus anciens et les plus précieux de ces archives, dont la publication commencée il y a cinq ans, est arrivée au 4e tome.

il dit seulement « que l'on est redevable de cet établis« sement aux soins et au talent d'une dame à qui les « hôpitaux et les prisons ont de grandes obligations ». Camus et Duquesnoy (Rapport au Conseil général des hospices sur les hospices et hôpitaux de Paris) disent que Mme Necker forma, en 1778, le projet de cet établissement. Dans le rapport fait au Conseil général par un de ses membres sur l'état des hôpitaux et hospices de 1804 à 1814, nous trouvons cette phrase : « Le roi « ayant accordé, en 1779, 42,000 livres, etc., etc.» D'après Husson, c'est en 1776 que les 42,000 livres avaient été données.

La cause de ces allégations contradictoires provient de ce que Mme Necker, pour éviter de mettre son établissement sous la domination de l'archevêque de Paris, « avait éludé les lettres patentes (1) ». Ces lettres patentes donnant une date auraient empêché toute incertitude. En leur absence, on aurait pu néanmoins se rapprocher de la vérité, ce qu'avaient fait Camus et Duquesnoy, car en consultant les rapports et les registres de l'hospice, publiés régulièrement pendant les dix premières années, c'est-à-dire pendant la gestion de Mme Necker, on trouve des preuves certaines que l'établissement a été fondé en 1778.

Ces rapports et ces registres ont été rédigés par un commis des finances nommé Accard, sous la direction de Mme Necker. Le premier, fait pour l'année 1779, édité par l'imprimerie Royale en 1780, dit (page 4) : *après*

(1) Pièce X.

une épreuve de plus d'une année ; et ailleurs (page 15) : « On remarquera que le jeune médecin (M. Galatin) « qu'on a employé la première année n'a pas voulu de « rétribution. » D'un autre côté, le curé de Saint-Sulpice disait en 1778 (1) : *Enfin, nous avons un hospice de charité qui sera comme l'infirmerie de la paroisse.*

Il nous était donc permis de penser que l'ancien établissement des Bénédictines de Notre-Dame-de-Liesse avait été aménagé pour devenir un hospice vers la fin de 1778.

Des recherches faites aux archives nationales nous permettent de préciser exactement les dates.

Il résulte des documents que nous donnons à la fin de ce travail, que les 42,000 livres furent accordées suivant décision du roi, le 5 septembre 1778 (2) ; quant à la première ordonnance pour toucher cette somme, elle est datée du 13 septembre de la même année, mais Louis XVI avait dû s'engager beaucoup plus tôt, et l'on comptait sur sa promesse, puisque dans une note manuscrite, due probablement à la plume de M. Accard, Mme Necker dit (3) : « J'ai dépensé, depuis le « 2 juin jusqu'au 1er septembre, pour neuf sœurs, un « portier, un jardinier et deux domestiques que j'ai « entretenus à l'hospice, afin de tout préparer pour la « réception des malades . . . . . 287 livres »

(1) Supplément à l'ordre d'administration établi pour le soulagement des pauvres de la paroisse de Saint-Sulpice. Se vend 12 sols au profit des pauvres. Paris, 1778.

(2) Pièce IV.

(3) Pièce III.

et elle détaille la manière dont elle a dépensé les 42,000 livres. Cette note manuscrite *que nous donnons comme document* (1) nous apprend que les malades sont entrés le 27 septembre 1778, car en donnant la dépense du mois de septembre de cette année, il est dit : « La dépense du mois de septembre pour les « 14 personnes de service, *les malades n'ayant été pris* « *que le 27 de ce mois*, et la dépense des malades pen- « dant les trois jours s'est élevée à 506 livres 15 sols. »

Enfin, pour compléter tous ces renseignements, nous avons retrouvé une copie du bail (2) passé pour la location de la maison entre le sieur Jacques Montgolfier, négociant, économe des biens du monastère de Notre-Dame-de Liesse et le Messire Jean-Joseph Faydit de Tersac, curé de Saint-Sulpice, par devant Me Jacques-Claude Perron et Jean-Pierre Dosne, conseillers du roi, notaires au Châtelet de Paris, pour le bail fait pour neuf ans à partir du 1er juin 1778, moyennant 3,600 livres par an pour l'immeuble et 600 livres par an pour les meubles. Dix mille livres furent versées pour tenir lieu de la valeur des meubles.

L'expédition que nous avons eue entre les mains avait été faite sur la demande de Mme Necker, et voici à quelle occasion.

Ne se souciant pas d'être entravée dans son administration, la femme du fameux financier « *avait éludé les lettres patentes* » qui auraient mis son établissement

(1) Pièce III.
(2) Pièce VIII.

sous la domination de l'archevêque de Paris. Or, le bail passé entre le curé de Saint-Sulpice et le sieur Montgolfier économe des biens de Notre-Dame-de-Liesse portait que dans le cas où l'immeuble loué serait vendu, soit à l'amiable, soit par autorité de justice, ledit bail serait résilié de droit du moment de la prise de possession des acquéreurs. On conviendra que c'était s'engager imprudemment quand il s'agissait d'un établissement aussi important et qui avait exigé tant de premiers frais. Mme Necker ne dut pas être consultée sur la rédaction du contrat, car elle s'en plaint dans la note où elle en réclame une expédition (1).

Mais il advint ceci : mécontent sans doute de n'avoir pas la haute main sur cet établissement fondé par une étrangère, l'archevêque de Paris manifesta l'intention de réunir ce qui avait été Notre-Dame-de-Liesse à la communauté de Sainte-Périne de Chaillot, qui était complètement ruinée, à tel point que la supérieure demandait la surséance pour les dettes de la maison. En opérant la réunion de ces biens, l'archevêque devenait maître de la situation, car il pouvait à son gré, en faisant exécuter les clauses du bail, mettre Mme Necker en demeure ou d'accepter sa domination ou de quitter la place, ce qui ne pouvait se faire sans des frais qui auraient ruiné le nouvel établissement (2). Mais il avait compté sans M. Necker ; il y eut entre ces deux personnages un échange de correspondances qui n'eut pas le résultat qu'en attendait l'archevêque.

(1) Pièce X.
(2) Pièce IX, X, XI, etc.

Ce dernier débuta (1) par annoncer au directeur général l'intention qu'il avait de réunir Sainte-Périne de Chaillot et Notre-Dame-de-Liesse, si du moins le directeur général n'y voyait pas d'inconvénient. Aussitôt Mme Necker demande une expédition du bail (2) et quand elle en voit les clauses désastreuses pour la durée du nouvel établissement, elle charge son mari de la négociation. Aussi M. Necker (3) répond à l'archevêque que le bail est très avantageux pour les propriétaires, que l'immeuble vaut 60,000 livres au plus et que le loyer représente une valeur de 72,000 livres, que par conséquent dans l'intérêt du propriétaire il vaut mienx résilier le premier bail et en passer un autre pour trente ans. On doit considérer d'ailleurs les dépenses faites pour l'aménagement, 60,000 livres au minimum, et un bail de neuf ans n'est pas suffisant pour indemniser de tant de dépenses. Il ajoute enfin que l'établissement sera ruiné quand bien même le nouveau propriétaire renoncerait au droit de résiliation du bail.

La réponse (4) de l'archevêque, commencée sur un ton assez vif, met en parallèle les besoins d'une communauté dans la misère avec ceux d'un établissement nouvellement fondé et aux sentiments d'humanité invoqués par le directeur général (5), il oppose sa promesse, les droits acquis, etc., etc., puis tout d'un coup, il revient sur un

(1) Pièce IX.
(2) Pièce X.
(3) Pièce XI.
(4) Pièce XIV.
(5) Pièce XIII.

ancien projet que lui avait soumis le curé de Saint-Sulpice. Celui-ci l'avait engagé, dit-il, à faire l'achat de l'immeuble de la rue de Sève. Cela arrangerait tout, n'empêcherait pas la réunion des deux maisons, tirerait les sœurs de Sainte-Périne d'embarras et, d'un autre côté, il n'y aurait rien à craindre d'un nouvel acquéreur étranger. Seulement il fait ses conditions. « Vous devez comprendre, dit-il, combien il est juste « que je sois assuré de jouir sur cet hôpital de tous « les droits qui sont dus à mon siége et que j'ai « énoncés dans une note » (1).

C'était justement ce que l'on voulait éviter à tout prix. Dans sa lettre l'archevêque demandait des lettres de surséance pour les dettes des religieuse de Sainte-Périne de Chaillot, afin d'avoir le temps d'arranger les affaires. Le directeur général transmet la demande à Amelot, qui refusa net (2), en disant que les créanciers étaient des fournisseurs exempts de droit de ces sortes de mesures, et Necker engage (3) l'archevêque à donner aux sœurs de Sainte-Périne de Chaillot le conseil de vendre les biens qu'elles possédaient en proi nce,

C'est ainsi que se termina cette petite lutte. Notre-Dame-de-Liesse et Sainte-Périne ne furent pas réunies, l'archevêque en fut pour ses offres. La communauté de Sainte-Périne vendit ses biens à Compiègne, sans se

(1) Nous n'avons pu retrouver cette note.

(2) Pièce XVIII.

(3) Pièce XX.

voir accorder la faveur qu'avaient les hôpitaux d'être dispensés des frais de vente, faveur qu'elles réclamaient à grands cris en arguant de leur profonde misère (1).

Mme Necker resta maîtresse de la situation et garda la place, mais elle n'oublia pas les désagréments que lui avait attirés le curé de Saint-Sulpice, par la mauvaise rédaction du bail, et elle n'était pas éloignée de croire qu'il y avait eu connivence entre lui et l'archevêque (2).

Quant au nom que portait l'hospice, nous le trouvons cité, par le peu d'auteurs qui s'en sont occupés, sous le nom d'hospice des paroisses de Saint-Sulpice et du Gros-Caillou, et cependant, dans les registres que tint Mme Necker pendant les dix années de sa direction (1779-1788), l'hospice est désigné sous le nom d'hospice de Charité.

Quoi qu'il en soit, le choix de l'Etablissement des Bénédictines n'était pas heureux. Malgré la situation générale de l'immeuble qui était entouré de jardins et assez isolé, il n'était pas dans de bonnes conditions d'hygiène, car les salles étaient basses (3), les dortoirs transformés n'avaient pas les dimensions convenables pour recevoir autant de lits, les croisées trop hautes et, comme il arrive dans tout établissement détourné de sa destination première, il y eut de grandes difficultés d'aménagement; on passa outre. Mais nous verrons

(1) Pièces XXI, XXII, XXIII, XXIV, XXV.

(2) Tous ces renseignements sont puisés aux Archives nationales. Liasse F. 15, 245.

(3) Rapport fait au Conseil général des hospices par un de ses membres (1804-1813.)

plus tard les résultats de cette installation défectueuse, et nous rapporterons les jugements cruels que l'on ne ménagea pas à cet établissement.

Nous allons, pour le moment, laisser la parole à Mme Necker, et transcrire à peu près *in extenso* une partie du premier rapport qu'elle fit : « Pour servir, « dit-elle, aux personnes charitables qui voudraient « prendre modèle et pour démontrer combien il fallait « peu pour soulager les malheureux quand l'ordre et « la charité régnaient dans une maison ».

Il est certain qu'au point de vue administratif, peu d'établissements hospitaliers étaient aussi bien tenus et cela à peu de frais, 17 sols environ par malade et par jour, du moins au début, car la journée augmenta quand les franchises furent supprimées et que la Révolution eut changé l'organisation des hôpitaux.

HOSPICE DE CHARITÉ

SIS PRÈS LA BARRIÈRE DE SÈVRES

A Paris, imprimerie royale, MDCCLXXX.

HOSPICE DE CHARITÉ

Institution, règles et usages de cette maison.

« Le temps par une gradation insensible introduit « et consacre les abus dans les meilleurs institutions. « Les hôpitaux mêmes n'ont pu échapper à cette loi « générale et ces monuments d'humanité sont devenus « en plusieurs endroits des monuments d'indifférence « et presque de barbarie. N'est-il donc pas nécessaire

« ou du moins n'est-il pas utile de travailler à une « réforme et de chercher à établir dans les maisons de « charité plus d'ordre et d'économie? Peut-on voir, « sans être ému de compassion, les hommes entassés « dans un même lit, abandonnés à une malpropreté « qui révolte les sens les plus grossiers, et contraints, à « respirer un air corrompu qui détruit l'effet de tous les « remèdes? Non, sans doute, et toutes les âmes sensi- « bles désirent avec ardeur de soulager ces infortunés; « mais s'être assuré des inconvénients d'une institu- « tion, ce n'est pas avoir prouvé qu'on peut en faire « une meilleure; les plus beaux projets sont souvent « impraticables et les calculs les plus exacts en spé- « culation varient dans l'expérience. Pour jeter donc « quelque lumière sur des questions souvent agitées et « jamais résolues, pour mieux connaître la dépense « des hôpitaux et le genre de soins qu'ils exigent, on « a entrepris par ordre de Sa Majesté de faire l'essai « d'un petit hôpital de 120 malades, seuls dans un lit, « soignés avec la plus grande propreté, et toutes les « attentions nécessaires à leur rétablissement; placés « dans des salles bien aérées, sans odeur (1), sans « bruit, servies par des sœurs de la Charité et par un « médecin et un chirurgien logés dans la maison et con- « sacrés à cette seule occupation; nourris avec des ali- « ments les plus salutaires et traités avec les drogues « les mieux choisies. L'on a rempli toutes ces condi-

(1) Ce n'était malheureusement pas le cas des salles de l'hospice qui étaient fétides et sans air. (Clavereau. Mémoire sur les hospices, 1805.)

« tions d'une manière satisfaisante et, après une épreuve « de plus d'une année, l'on s'est convaincu que la journée d'un malade coûte un peu moins de 17 sols et ce « résultat a été tiré en réunissant la dépense propre « des malades, la nourriture et l'entretien des sœurs, « la nourriture et les gages des domestiques, les ap- « pointements du chapelain, les achats de linge « neuf, et toutes les dépenses possibles prévues et im- « prévues et en divisant cette addition par les seules « journées des malades. Et pour constater la vérité de « ce fait et donner en même temps plus de facilités à « ceux qui voudraient à l'avenir former de pareilles « institutions ou plus considérables, l'on n'a pas « craint d'exprimer et de réunir les détails les « plus minutieux, en faisant connaître non seulement « toutes les règles observées pour parvenir à ce double « but d'humanité et d'économie, mais encore en dé- « clarant le prix des denrées, le nom et la demeure « des fournisseurs et en imprimant la copie exacte de « tous les comptes tels qu'ils ont eté signés et acquit- « tés, mois par mois et jour par jour. Cette dépense « d'environ 17 sols par jour pour un malade seul dans « son lit et bien soigné ne peut être comparée sans une « sorte d'étonnement à celle qui se fait dans quelques « hôpitaux, pour des pauvres confondus avec cinq ou « six autres, quoique ces hôpitaux soient également con- « duits par des gens très charitables.

« L'on observe encore que les malades se sont suc- « cédé beaucoup plus rapidement à l'hospice de cha- « rité que dans d'autres établissements du même genre,

« ce que l'on peut attribuer soit à la pureté de l'air, « soit à des soins d'autant plus efficaces qu'ils sont tou- « jours proportionnés à l'étendue des devoirs, soit « enfin à l'observation de la règle qui ne permet pas « de garder personne audelà du terme de son entière « guérison. Et c'est sans doute aussi pour ces raisons « essentielles que cet hospice qui n'a que 120 lits a suffi « jusqu'à présent au soulagement des pauvres malades « de Saint-Sulpice et du Gros-Caillou. Quoiqu'on ait « reçu sans distinction toutes les personnes qui appor- « taient un certificat de pauvreté et que l'on se soit bien « aperçu que le bon ordre de cette maison y attirait « souvent des malades d'un état supérieur à celui des « indigents qui prennent l'Hôtel-Dieu pour refuge.

« Après avoir ainsi réuni dans l'hospice de charité « tous les secours qui peuvent dépendre du zèle et des « soins, et après en avoir rendu compte, c'est mainte- « nant à des bouches plus éloquentes qu'il faut remet- « tre la cause des pauvres, etc., etc. ».

COMPOSITION DE L'HOSPICE DE CHARITÉ.

L'hospice contient 60 lits d'hommes et 60 lits de femmes.

Ces 120 malades sont servis par douze filles de la charité.

1 Médecin (M. Galatin, la première année il n'accepta pas d'appointements).

1 Chapelain.

1 Garçon chirurgien.

1 Chirurgien du dehors.

2 infirmières.

3 Infirmiers en été et 2 en hiver.

1 Sacristain.

1 Jardinier.

1 Portier.

Les 12 sœurs ont chacune 100 francs par an, pour leur entretien.

Le jardinier, le sacristain et le premier infirmier, chacun 40 écus de gages.

Deuxième infirmier, 20 écus.

Le portier qui est un malade, 20 écus.

Les deux servantes, 100 livres chacune.

Le chapelain a 600 livres par an, mais ni lui, ni le médecin, ni le chirurgien externe ne sont nourris dans la maison, afin qu'il n'y ait pas dans la maison deux cuisines de différents genres.

Le médecin est logé dans la maison, le garçon chirurgien est nourri sans appointements.

FONCTIONS DU SERVICE.

Chaque sœur et chaque domestique ont leur département; c'est du soin avec lequel il est fixé que dépendent l'ordre et l'harmonie de la maison, il y a deux sœurs à la lingerie, deux à la cuisine, deux à l'apothicairerie.

Cinq sœurs président au service des salles, l'une d'entre elles est destinée à soigner les maladies contagieuses.

Enfin la supérieure (Mme Cassegrain) (1) embrasse à elle seule toutes les parties de l'administration, elle règle la dépense et tient l'argent. Cette place demande beaucoup d'habileté, de fermeté et de connaissance des hommes.

VISITE ET FONCTIONS DU MÉDECIN.

Le médecin loge dans la maison et ne s'absente que rarement et pour un temps très court. Non seulement il fait deux visites régulières, mais il revient très souvent auprès des malades en danger et il préside quelquefois, dans le laboratoire, à la confection des remèdes qu'il a ordonnés.

Deux sœurs, l'apothicaire et la première de la salle, le suivent dans sa visite.

Le médecin tient à la main le livre où sont inscrites les ordonnances de la veille. Le chirurgien tient celui où il écrit celles du jour.

L'apothicaire assiste et écoute.

La sœur de salle rend compte des accidents et des symptômes.

Le garçon chirurgien joint à toutes les fonctions de son art des soins plus particuliers, tels que de veiller les malades si leur état l'exige.

Le rapport donne ensuite de nombreux détails sur

(1) Sœur Cassegrain qui honore l'humanité, son sexe et sa profession, par son dévouement et son zèle. Note du rapport de Mme Necker.

l'administration intérieure, les règlements de la maison, la discipline, l'ordre, les formalités à remplir pour être admis, l'alimentation, les soins de propreté, les jours où les parents ou amis pouvaient venir voir les malades. Nous parlerons seulement des formalités à remplir pour l'admission, et nous donnerons quelques détails sur l'alimentation des malades.

« Pour l'admission d'un malade, dit le curé de « Saint-Sulpice, dans le supplément à l'ordre d'ad- « ministration établi pour le soulagement des pauvres « de Saint-Sulpice, les parents ou amis doivent s'a- « dresser directement à la sœur supérieure aux heures « désignées, laquelle, sur l'état et la situation du ma- « lade dont elle juge avec M. le médecin, leur remet « un billet qu'ils apportent à la paroisse, afin d'obtenir « de *nous* le certificat de pauvreté, et leur prescrit le « jour et l'heure de la réception. »

Voici maintenant le modèle du certificat d'indigence donné par le curé.

« Je certifie que le nommé X .. ne peut attendre, « dans sa maladie, de soins ni de secours de ses parents « ou de ses protecteurs, et qu'il est dans cet abandon « et cette profonde misère qui permettent et même qui « contraignent de solliciter les bienfaits destinés à la « véritable pauvreté, et c'est à ce titre seul que je lui « donne ce billet pour l'introduire à l'hospice de Cha- « rité. »

Une fois admis, voici comment les malades étaient traités :

A 6 h. 1/2, bouillon de soupe et médicaments.

A 8 h., visite du médecin, prescriptions et pansements.

A 9 h. 1/2, bouillon ou soupe et viande en deux temps pour éviter les confusions.

A 2 h. 1/2, collation ou bouillon; cette collation était payée avec l'argent fourni par la vente des graisses et celle des dépouilles des morts.

A 5 h., bouillon ou soupe et viande.

Ceux qui étaient à la diète n'avaient que du bouillon, à moins de prescriptions contraires. Ce bouillon se donnait de trois heures en trois heures et, en même temps, on distribuait les tisanes et les drogues.

Les malades à la soupe seule en prenaient trois fois par jour : à 6 h. 1/2, à 10 h. et à 5 h. Tisane et bouillon dans les intervalles et collation à 1 heure. Cette collation se composait de pommes cuites et de confitures « pour les estomacs délicats », dit le rapport.

Les malades à la demi-portion étaient transférés salle des Convalescents; ils ne pouvaient y rester que trois jours, la règle était formelle. Ils avaient à 6 h. 1/2 soupe, à 10 h. 4 onces (125 grammes) de pain et 4 onces de viande, de plus la sixième partie d'une bouteille de vin; à 1 h. collation.

A 5 h., souper comme le dîner, 125 gr. de pain et 125 de viande; la tisane à discrétion. Pour ceux qui avaient la portion entière, même régime, mais en doublant la viande et le vin.

Trois fois par semaine, les convalescents avaient du rôti à souper et les quatre autres jours un ragoût de viande. Voici pour la quantité; quant à la qualité, le rapport nous dit « qu'il suffit d'assurer que les mai-« sons les plus opulentes et les mieux réglées de Paris « ne font pas servir sur leur table des aliments plus « variés ou mieux préparés » (1).

DE LA COMPTABILITÉ.

Nous ne dirons qu'un mot des nombreux registres que l'on tenait dans la maison : il y en avait pour tous et pour tout, et M. Accard, commis aux finances et chargé de ce soin, était assuré d'un travail assidu. Tout était scrupuleusement réglé. Aussi, l'ordre le plus parfait régnait dans cette maison, et, en parcourant les divers registres, il est facile de se rendre compte de la clarté et de la précision qui présidaient à chaque opération. On trouvera les divers modèles aux pièces annexées (2).

Le médecin avait ses cahiers d'observations; « et son « livre, en lui faisant connaître la mortalité, fixe son « attention sur l'espèce de maladie, et lui fait changer « le traitement. » Du moins le rapport le dit.

Rien ne manque, même il y a double contrôle pour éviter les méprises funestes dans la distribution des remèdes, « méprises si fréquentes dans les autres hôpitaux et sur lesquelles on ne saurait trop veiller.

Le médecin, M. Galatin, que l'on a employé la pre-

(1) Nous nous permettons d'émettre un léger doute au sujet de cette assertion.

(2) Pièce XXVI, XXVII, etc. Tous les renseignements sont tirés du 1er rapport de Mme Necker.

mière année, n'a point voulu de rétribution, mais l'on espère trouver pour 600 livres par an un « médecin avide d'instruction » qui voudra bien pour ce prix soigner les malades quand M. Galatin aurait cessé ses fonctions. C'est ce qui arriva l'année suivante.

DESCRIPTION DE LA MAISON.

« L'hospice de Charité, dit le rapport, a été établi « dans une maison fort vieille et qui ne pouvait ad- « mettre tous les moyens de salubrité ; les salles sont « basses, mais on a pris toutes les précautions pour « obvier aux inconvénients qui pouvaient en résulter.

« On a bâti un corridor derrière chaque salle, afin « que le service se fît sans odeur et sans bruit; des « portes latérales, garnies de portes battantes, sont « placées de distance en distance, pour donner l'essor « à l'air inférieur et pour communiquer avec le cor- « ridor.

« Afin d'éviter que les salles reçussent l'air les unes « des autres, comme on le voit dans un grand nombre « d'hôpitaux, elles sont percées des deux côtés par des « fenêtres correspondantes ; des vasistas toujours ou- « verts, et un ventilateur renouvellent l'air constam- « ment.

« Le moyen imaginé pour dissiper l'odeur des fosses « d'aisance a très bien réussi.

« Des canaux de plomb distribuent l'eau, deux poê- « les économiques et deux repos de chaleur suffisent « pour chauffer les quatre salles.

« Le poêle est à côté de la porte pour purifier l'air; « il y a deux petites salles destinées aux maladies « contagieuses.

« On a banni les ustensiles de cuivre et tous les « anciens usages dont les physiciens nous ont appris « les dangers.

« Il y a un jardin assez vaste, divisé en jardin des « plantes, jardin potager et préau (1). »

Les hommes seuls avaient le droit de se promener dans le préau, et les convalescentes n'y étaient point admises. Le citoyen Audin Rivière, s'en plaint dans son essai sur la topographie médicale (Paris, 1794), aussi quelque temps après, on prit à la maison des enfants un terrain qui servit de lieu de promenade pour les femmes.

Dans le plan de l'hôpital Necker, que Valentin Louis donne en 1820, on voit ce terrain attenant aux salles des femmes. A cette époque, il y avait eu peu de changements et, à part deux petites salles aménagées pour recevoir des malades, et la transformation de ce terrain en préau, le plan de 1820 reproduit exactement l'hospice de Charité en 1779.

Le premier rapport de Mme Necker donne aussi la description des cabinets d'aisance, mais ils ne purent durer longtemps, et furent rebatis en 1785 sur un nouveau plan et munis d'un nouveau système, inventé par M. Cadet du Vaux. C'était le système employé aux invalides.

(1) Hospice de Charité. Rapport pour l'année 1779. Bibl. nation.

Les frais de ces améliorations s'élevèrent à 1.497 liv.; 1.200 liv., leg de Mme de Vermenoux, y furent employés, le reste fut payé par Mme la marquise de Saint-Aignan.

Par la description que Mme Necker fait de la maison, on voit bien qu'elle reconnait certains inconvénients, tels que, manque de hauteur des salles, vétusté de l'établissement, mais elle ajoute que l'on a pris toutes les précautions nécessaires pour remédier à ce défaut de salubrité, et elle croit avoir réussi, puisqu'elle dit que l'air est constamment renouvelé et que les salles ne le reçoivent jamais les unes des autres. Aussi fut-elle cruellement désappointée, quand, à la fin de l'année, elle se rendit compte que la mortalité était excessive dans son hospice. Comment! avoir dépensé tant d'intelligence d'administration, avoir fait coucher les malades chacun dans son lit, leur avoir prodigué «*tous les soins de la plus tendre humanité*» et une nourriture «*égale à celle que l'on voit sur les meilleures tables de Paris*,» et tout cela pour arriver à une mortalité qui n'était dépassée que par celle de l'Hôtel-Dieu. On crut s'être trompé. Nous allons donner quelques détails sur les causes de cette mortalité, ainsi que sur la manière de la décompter.

DE LA MORTALITÉ.

La 1re année en 1779, la mortalité fut très élevée (1), mais croyant qu'elle était due à certaines causes étrangères, on ne publia pas le résultat auquel on était arrivé, se réservant sans doute de rechercher les causes et d'y remédier. Nous donnons *in extenso* cette partie du rapport, en faisant remarquer qu'il ne parle que de l'Hôtel-Dieu, parce que les autres hospices ou hôpitaux ont une mortalité inférieure.

« L'on attend, dit le rapport, pour donner des tables « de mortalité, que l'on puisse y joindre celle des autres « hôpitaux et qu'on ait rassemblé tous les matériaux « nécessaires à la précision de ce calcul, car la ma- « nière de former ces tables, usitée dans diverses mai- « sons de charité, n'est point la même, et présente « souvent des proportions qui n'ont rien de réel, et qui « jettent une extrême confusion sur les résultats; il « faut du temps et des soins pour connaître clairement « quels sont les hôpitaux qui conservent à la société le « plus grand nombre d'hommes; on s'est cependant « assuré que l'hospice de Charité a un avantage sensi- « ble sur ce que l'on connaît de la mortalité de l'Hôtel- « Dieu. Quoiqu'on ait admis dans cet hospice dès son « origine un grand nombre de phthisiques et de per- « sonnes tombées en marasme qui languissaient depuis

(1) Hospice de Charité, 17,45 0/0.
Hôtel-Dieu, 22,222 0/0.

« longtemps dans une profonde misère, allégée seule-
« ment par les secours de leurs paroisses, et qui pré-
« féraient la privation des soins et des remèdes à la
« certitude d'être réunis dans un même lit avec cinq
« ou six autres infortunés ; l'on avoue cependant que
« cette circonstance particulière et qui ne peut pas se
« renouveler, a donné l'idée de différer l'impression
« des tables de mortalité dans l'espérance que celles
« de l'année suivante seront plus conformes à la vé-
« rité habituelle et générale. »

L'année suivante n'ayant pas répondu à l'espoir des administrateurs de l'hospice de Charité et donnant au contraire des tables de mortalité plus désastreuses que 1779 (1), on s'avisa d'un expédient assez singulier : comme on avait remarqué que les « phthisiques et les vieillards tombés dans le marasme » fournissaient un fort contingent de décédés et faisaient hausser la mortalité d'une façon désespérante, on ne les compta plus parmi les morts, ou plutôt on les retrancha des tables, ne les portant ni comme entrés, ni comme morts. On avait ainsi séparé les malades en deux classes, les curables et les incurables, et ces derniers ne figuraient pas, sous prétexte que « *les malheureux avaient apporté* « *en entrant une existence dont le germe était fatale-* « *ment compromis* » (2).

Par cette méthode ingénieuse qui éliminait les malades les plus atteints, on diminua sensiblement la mor-

(1) 21,110 0/0 en se basant sur le rapport de la Commission. 1779 avait donné 17,455 0/0.

(2) Voir tableau XXXVIII.

talité et cette heureuse idée la mit à 12,543 0/0, quand elle était en réalité de 21,11 0/0.

Dans le rapport de l'année 1781 on se félicite (1) d'avoir employé ce procédé et l'on insinue que partout la mortalité est très élevée, mais que «*par une de ces* « *fraudes pieuses, que l'on se permet trop facilement* », on la diminue sans se donner le mérite de la franchise en usage à l'hospice de Charité, où l'on avoue nettement retrancher les phthisiques et les caducs. Néanmoins il faut rendre cette justice aux administrateurs, qu'ils faisaient tout ce qui était en leur pouvoir pour diminuer cette mortalité qui les effrayait et que ni les soins, ni les secours ne manquaient.

En 1785, une commission, composée de de Lassonne, Daubenton, Tenon, Bailly, Lavoisier, Laplace, Coulomb et d'Arcet, fit un rapport sur le projet de l'établissement d'un nouvel Hôtel-Dieu. Pour se rendre compte exactement des avantages et des inconvénients des divers hôpitaux, de manière à prendre les uns en évitant les autres, les membres de la commission visitèrent plusieurs maisons hospitalières et entre autres, l'hospice de Saint-Sulpice. Là on avait déjà vu l'erreur commise, et, en 1784, on était revenu à la manière ordinaire d'évaluer la mortalité, mais en le regrettant beaucoup, et en mettant la faute « sur les gens de l'art, « qui ne peuvent s'entendre sur les dénominations à

(1) Année 1781, p. 3. « Ce succès ne peut être attribué qu'à l'intelligence des personnes qui gouvernent l'hôpital et à l'habileté de celles qui veillent plus particulièrement sur la santé des malades. »

« donner aux maladies. » Ce retour aux procédés ordinaires amena naturellement, sur les registres du moins, une recrudescence dans la mortalité. En 1783, elle était de 11,697 0/0 et en 1784 elle monte à 13,15 0/0, tandis que, d'après la manière ordinaire de compter, elle aurait dû baisser de 14,66 0/0 à 13,15 0/0.

Voici, du reste, le tableau comparé des mortalités, d'un côté les chiffres pris sur les registres donnés année par année par Mme Necker, et en regard, ceux qui sont empruntés à la commission.

	CHIFFRES DE Mme NECKER.			CHIFFRES DE LA COMMISSION.		
Années.	Nombre de malades.	Morts.	Mortalité.	Nombre de malades.	Morts.	Mortalité.
1779	Pas de tables de mortalité cette année là.			1564	273	17.455 0/0
1780	1435	180	12.543 0/0	1549	327	21.11 —
1781	1585	145	9.15 —	1649	245	14.856 —
1782	1701	158	9.288 —	1812	254	14.017 —
1783	1932	226	11.69 —	1997	293	14.66 —
1784	2068	272	13.15 —	2063	272	13.188 —

La mortalité élevée que les administrateurs de l'hospice de Charité attribuaient à l'influence des caducs et des phthisiques, au grand nombre de femmes relativement aux autres hôpitaux, et a diverses autres causes devait avoir d'autres raisons, mais il faut avouer cependant que cet hôpital venant d'être fondé, tous les malheureux phthisiques du quartier durent s'y précipiter pour aller y achever leur triste destinée, entourés de soins et d'un bien-être relatif. Il est certain que cette cause eut une influence évidente sur la mortalité, mais il en était une autre que les membres de la commission et surtout Tenon, dans son mémoire sur les hôpitaux, firent valoir au-dessus de celle-là. Ils attribuèrent cette mortalité excessive au manque d'air, et Clavereau, architecte des hôpitaux, disait en 1805 que « *l'air était épais et fétide en tous temps* » (1), et il ajoute que l'on trouve peu de salles aussi insalubres, même à l'Hôtel-Dieu, ce qui n'est pas flatteur pour ce dernier. A coup sûr, Mme Necker mettait tout en œuvre pour empêcher les malades de mourir, rien ne leur manquait, ni soins dévoués, ni bonne nourriture, mais l'air était vicié, le nombre de malades était trop grand pour un espace aussi restreint, et il est certain que dans cette atmosphère délétère, les phthisiques devaient rapidement marcher à la mort et cela sans le moindre souci des tables de mortalité. En 1788, Tenon trouvait qu'il y avait trop de lits, que l'on devrait diminuer le nombre des malades par salle si l'on voulait obtenir des résultats plus satisfaisants, et qu'il faudrait aussi augmenter la quantité d'air en élevant les plafonds, et le purifier en abaissant les croisées; mais ces améliorations ne furent faites que plus tard.

Mais revenons au rapport de la commission. Après avoir loué suivant les mérites, l'ordre et l'administration établis dans l'hospide de Charité qu'ils nomment hospice de Saint-Sulpice, les rapporteurs établissent des comparaisons entre la mortalité de cette maison et celle des autres établissements qu'ils avaient visités. Ces comparaisons ne sont pas à l'avantage de l'hospice de Saint-Sulpice et sans trop s'étonner d'y trouver une

(1) Pièce LVIII bis.

mortalité aussi forte, ils comparent aussi la quantité d'air à respirer par malade et trouvent que cette quantité trop faible devient un facteur considérable dans la mortalité. Voici quelle était la mortalité dans les diverses maisons que nous allons énumérer; malheureusement on n'avait pu prendre les mêmes périodes pour tous les établissements et cela leur fut reproché par Mme Necker, car ils avaient opéré sur 40 ou 50 ans pour la Charité et l'Hôtel-Dieu et 6 ans seulement pour l'hospice de Saint-Sulpice.

Il mourait :					
A l'hôpital d'Edimbourg...........	1	malade	sur 25 1/2		
A l'hôpital du Saint-Esprit à Rome.	1	—	sur 11	ou	9.09 0/0
— de Lyon (1)...........	1	—	sur 11 2/5	ou	8.77 —
	1	—	sur 13 2/3	ou	7.313—
— de Saint-Denis.........	1	—	sur 15 1/8	ou	6.611—
— de Versailles...... ...	1	—	sur 8 2/5	ou	11.9 —
A l'hospice de Saint-Sulpice........	1	—	sur 6 1/2	ou	15.45 —
A l'hôpital de la Charité, à Paris...	1	—	sur 7 1/2	ou	13.33 —
A l'Hôtel-Dieu, à Paris..	1	—	sur 4 1/2	ou	22.22 —

La commission dans son rapport ne donne pas la quantité d'air par malade pour tous ces hôpitaux et de plus elle ne parle que de certaines salles, sans dire si l'on a choisi les salles les moins prévilégiées, ou bien si l'on a pris des salles donnant à peu près la moyenne de l'hospice ou de l'hôpital. Pour l'hospice de Charité les mesures seront données salle par salle.

(1) A l'Hôtel-Dieu de Lyon, la mortalité de 1 sur 11 2/5 est celle qui fut fournie aux membres de la Commission pour 1784 et 1785, 29,284 malades, 2,570 morts. — Le chiffre de 1 sur 13 2/3 est emprunté à Chamousset, 1751 à 1754, 47,800 malades, 3,513 morts.

Dimensions des salles dans différents hôpitaux ou hospices.

Hôtel-Dieu. Salle Saint-Landry............	1 toise cube		1/4
— Salle Saint-Pierre et Saint-Paul.	1	—	1/2
Saint-Louis. Salle Saint-Jean...............	4	—	1/2
Salpétrière. Infirmerie des sœurs gouvernantes	7	—	1/2
— Hop. neuf, rez-de-chaussée de gauche..........................	4	—	»
Incurables. Salle Saint-Louis, salle neuve d'en bas.........................	7	—	1/2
La Charité. Salle Sainte-Vierge.............	7	—	1/2
— Salle Saint-Raphaël.............	10	—	»
Hôtel-Royal des Invalides. Salle Notre-Dame.	6	—	3/4
— — Salle Saint-Cosme.	6	—	3/4
(1) Saint-Sulpice, Saint-Jacques. Blessés......	2	—	2/3
Saint-Jacques-du-Haut-Pas. Inf. Femmes.....	6	—	»

Dimensions des salles de l'hospice de Charité ou Saint-Sulpice, d'après Tenon, en 1786.

NOMS DES SALLES. —	Nombre des malades par salle.	Longueur.			Largeur.			Hauteur.			Quantité d'air à respirer par malade.	
HOMMES.		*T.	P.	P.	*T.	P.	P.	*T.	P.	P.	*T.	C.
Saint-Joseph. Fébricitants.	28	15	»	»	3	»	6	2	1	6	3	3/4
Saint-Vincent-de-Paul. Fièvr. mal...........	6	La salle Saint-Vincent est une simple chambre.										
Saint-Jacques. Blessés... Salle neuve..........	16	6	5	8	3	5	5	2	2	7	3	5/8
Convalescents............	18	10	»	»	3	»	6	2	1	6	3	»
FEMMES.												
Fébricitantes ordinaires..	30	16	15	»	3	»	»	2	2	»	3	1/2
Sainte-Suzanne. Fièvres mal.................	13	Pièce peu étendue.										
Convalescentes...........	17	10	»	9	3	»	7	1	3	3	2	3/4
Total............	128											

Une salle est préparée pour servir au secours des femmes blessées quand les fonds le permettront.

(*) Dimensions en toises, pieds, pouces, etc.

(1) Tenon ne donne pas le même chiffre, il donne 3 toises 5/8 cubes.

Une chose étonna les membres de la commission : à l'hôpital Saint-Sulpice la mortalité des hommes était plus faible que celle des femmes. Ils trouvent le fait singulier et nouveau et se demandent s'il est particulier ou général. Du reste cela continua longtemps, puisque dans un rapport fait en 1814 au conseil général des hospices par un de ses membres, il est dit que la mortalité parmi les hommes a dépassé seulement une fois celle des femmes en 1808.

Quoi qu'il en soit, le rapport de la commission pour l'établissement d'un nouvel Hôtel-Dieu eut pour effet de froisser singulièrement l'administration de l'hospice de Saint-Sulpice. Dans son rapport de 1786, Mme Necker répond, que « pour mettre en parallèle la mortalité de deux hôpitaux, il faut qu'ils soient placés dans « la même ville, qu'ils y reçoivent le même genre « de malades », et elle part de ce principe pour n'accepter de comparaison avec aucun autre établissement, sauf avec l'Hôtel-Dieu qui se trouve, dit-elle, dans les mêmes conditions que l'hospice de Saint-Sulpice. En réalité ces deux hôpitaux donnaient tous les deux une quantité d'air bien insuffisante à leurs malades, et l'Hôtel-Dieu qui en donnait le moins avait la mortalité la plus forte.

Quant à l'hôpital de la Charité que l'on avait spécialement pris comme terme de comparaison avec l'hospice de Saint-Sulpice, Mme Necker dit nettement qu'il faut considérer cet hôpital à part, car il se trouve dans des conditions absolument différentes de celles de la maison qu'elle dirige.

Et voici les motifs qu'elle donne :

1° L'hôpital de la Charité ne reçoit que des hommes, et il y a lieu de présumer que la mortalité des hommes est moins grande que celle des femmes dans les grandes villes.

2° L'hôpital de la Charité n'a point de phthisiques, maladie presque incurable, quand il y en a 40 au moins dans la maison de la rue de Sèvres.

3° Chez les frères, on ne reçoit pas les malades du vendredi au lundi, tandis qu'à l'hospice on les reçoit tous les jours.

4° A l'hôpital de la Charité on refuse tous les vieillards, on a beaucoup de blessés et il y a un certain nombre de lits fondés par les grandes maisons pour leurs domestiques que l'on y envoie à la moindre maladie, tandis que le bas peuple, épuisé par les privations et la misère, se rend en foule à l'hospice de Saint-Sulpice (1).

Après cet exposé des motifs qui augmentent la mortalité chez elle, et empêchent ainsi de la comparer à celle de l'hôpital de la Charité, Mme Necker se déclare honorée d'être mise en parallèle avec des gens aussi renommés que les frères de la Charité, mais enfin la différence observée par la commission est de 6 1/2 à 7 1/2, autrement dit 2,12 0/0, ce qui n'est pas énorme, et encore, en ne comptant que les cinq dernières années de 1782 à 1786, arriverait-on à rendre la différence nulle, à fortiori si l'on établissait la mortalité sur les hommes seu-

(1) Comparer cette phrase avec celle de la page 21 sur la condition des gens qui viennent à l'hospice de Saint-Sulpice.

lement (1). De plus, ajoute le rapport de l'hospice de Charité, on doit avoir commis des erreurs, car l'on sait « que les administrateurs chargés par les commissaires « de rédiger les tables de mortalité réunissent rare- « rement beaucoup d'intelligence à une scrupuleuse « exactitude » puisque l'on voit la mortalité de l'hôpital d'Edimbourg monter seulement à 1 sur 25 1/2, ce qui est à peu près la mortalité en ville ; et pour terminer Mme Necker déclare qu'elle n'a jamais eu l'intention de rien cacher, mais au contraire de tout faire savoir pour le plus grand bien de l'humanité.

Avant de terminer l'histoire de l'hospice de Charité, histoire dans laquelle Mme Necker tient une si large place, nous devons parler d'un décret du Conseil d'État, qui supprima, à partir du 15 juin 1788, les franchises des hôpitaux et des maisons religieuses (2). Ces établissements possédaient auparavant le droit de faire entrer en franchise dans Paris tout ou partie des objets utiles à leur consommation. Il y avait de nombreux abus et la fraude se faisait dans de fortes proportions ; c'est pour remédier à cet état de choses, que le décret du Conseil d'État du 31 mai 1788 supprima les franchises. Mais pour indemniser les hôpitaux et hospices, il leur fut alloué par le même décret une somme

(1) Nous ferons remarquer que pour faire ce calcul et comparer la mortalité de sa maison avec celle de la Charité, Mme Necker se sert des chiffres de la Commission et non de ceux qu'elle avait donné primitivement chaque année en retranchant les phthisiques.

(2) Pièce XL.

d'argent qui variait suivant chaque établissement. Ainsi l'hôtel royal des Invalides touchait annuellement 116 livres 4 sols 13 deniers par personne et l'Hôtel-Dieu 73 livres 2 sols, 4 deniers; la Trinité 6 livres et l'hospice de Charité 53 livres 6 sols 8 deniers (1). Ce qui donnait par an à cette maison un total de 8,000 liv. ou à peu près.

Mais le prix du pain ayant augmenté, Mme Necker et la duchesse de Duras firent un mémoire dans lequel elles demandaient que l'hospice de Charité fut mis au même taux que l'Hôtel-Dieu, ce qui donnait une augmentation de trois mille quatre cents livres par an (2). Cela leur fut accordé sans discussion et sur la feuille même du mémoire on trouve ces mots : « Bon pour être payé sur la « *lotterie* comme le fonds ordinaire : — S'adresser à « M. Dufresne pour régler cette affaire.

« — *Signé*, Louis. — »

Ce mémoire est la dernière pièce que nous ayons trouvée signée de Mme Necker; en 1787 déjà, prévoyant sa retraite, elle avait fait ses adieux. « Nous con- « fions, disait-elle, ce précieux dépôt à des personnes « qui lui donneront peut-être une nouvelle perfection « et nous en suivrons les progrès le reste de notre vie « par le sentiment et la pensée; enfin nous y jetterons « un regard paisible et satisfait au moment inévitable « où les phantômes qui peuplent le monde s'enfui-

(1) Pièce XLI.
(2) Pièce XLII.

« ront loin de nous, et où nous resterions tristement « enveloppée du silence et de la solitude sans les bé- « nédictions du pauvre et les larmes de l'amitié. »

Néanmoins en 1789 la sœur Cassegrain (1) lui écrivit pour lui demander d'activer le paiement de l'indemnité donnée par suite de la suppression des franchises. Ce paiement fut effectué immédiatement après(2).

A cette époque (1789), les registres sont signés par Messire Maynaud, curé de Saint-Sulpice, la sœur Cassegrain et la duchesse de Duras (3). Cette dame avait commencé à s'occuper des intérêts de l'hospice, en 1783. Voici ce que Mme Necker, sans cependant la nommer, en dit dans son rapport pour l'année 1783.

« Une dame d'un rang et d'un caractère distingués, « et dont l'âge et les talents promettent aux pauvres « de longs et d'heureux secours, a bien voulu se joindre « aux anciens administrateurs ; ils s'honorent de transmettre dans des mains si pures et si actives cette « œuvre de bienfaisance que le roi leur avait confiée en « la fondant. »

Quand survint la Révolution, M. Necker se retira en Suisse, son pays natal ; Mme Necker l'y suivit. Mais sa pensée dut souvent quitter Lausanne, pour venir visiter les malheureux auxquels elle portait tant d'intérêt ; après son départ, les temps étaient devenus difficiles, et son talent et son influence manquaient pour

(1) Pièce XLIV.
(2) Pièce XLV.
(3) Pièce XLVI.

surmonter les difficultés. Le curé Maynaud et la sœur Braujon qui dirigeaient l'hospice, ayant négligé en 1791 d'envoyer l'état des dépenses et des recettes dudit hospice, pour l'année 1790, attendirent vainement pendant les trois quarts du mois de janvier sans voir venir la moindre somme destinée à l'établissement. Las d'attendre, ils firent des démarches et ce fut Bailly qui se chargea de demander à M. Dufresne, comment et pourquoi l'hospice de Charité ne touchait pas d'argent cette année-là (1) ? La réponse de M. Dufresne est bien simple (2). Il explique qu'auparavant on payait en effet d'avance, mais parceque Mme Necker prenait le soin d'envoyer chaque année l'état des recettes et des dépenses de l'hospice pour l'année précédente. Que le curé en fasse autant, et on agirait envers lui comme on agissait pour Mme Necker. La lettre est datée du 30 janvier 1791, et le 7 février, le curé de Saint-Sulpice avait suivi le conseil de M. Dufresne; il envoya son état (3) portant, pour 1790, 52,448 livres 7 sols 6 deniers de dépenses et 53,400 livres de recette, il restait donc en caisse 951 livres 12 sols 6 deniers.

L'ordonnance pour payer les 53,400 livres, nécessaires aux dépenses de 1791 est datée du 13 février 1791 (4). Dans le courant de la même année, nouveaux ennuis sous prétexte que l'article V du décret du 10 septembre 1790 mettait fin aux indemnités et

(1) Pièce LII.
(2) Pièce LIII.
(3) Pièce LIV.
(4) Pièce LV.

supprimait les secours accordés aux maisons religieuses, l'état de paiement de l'hospice Saint-Sulpice revient refusé. Le commis chargé du paiement fort embarrassé demande conseil à ses supérieurs ; on l'engage à payer, et comme il est reconnu que l'hospice de Saint-Sulpice était porté sur l'état du ministre, comme hôpital et non comme communauté, le paiement se fait sans difficulté. Néanmoins, les droits d'entrée ayant été supprimés pour tout le monde, le trésor refusa de payer l'allocation de 11,400 livres, à partir du 16 mai 1791 (1).

Tous ces tiraillements nuisaient à la bonne direction de l'hospice ; nul n'était sûr du lendemain et ne se consacrait à ses devoirs avec le zèle et la tranquillité nécessaires. Aussi dans la préface des mélanges extraits des manuscrits de Mme Necker, mélanges qui ne furent publiés que quatre ans après la mort de l'auteur, par les soins de son mari (1798), M. Necker se plaint que l'on ait détruit et dénaturé les hôpitaux. Comme, en même temps, cette page donne une haute idée des vertus et des sentiments de Mme Necker, nous allons la reproduire en entier.

« Mme Necker, pendant la durée de mes fonctions « publiques, dit son mari, avait eu l'occasion de mani- « fester d'une façon éclatante son esprit de charité et « Paris se souvient peut-être des soins infatigables « qu'elle s'est donnés pour adoucir le sort des malades, « le sort des enfants trouvés, le sort des prisonniers. « L'hospice qu'elle dirigeait plus particulièrement ser-

(1) Pièces XLVIII, XLIX, L, LI.

« vait déjà d'exemple à toutes les maisons de secours, « lorsque les institutions ont été détruites et dénatu- « rées par de nouveau-venus dès les premiers temps « de la Révolution française. Mme Necker s'est mon- « trée la même dans le petit asile où ma retraite l'a « placée, sa bienfaisance active ne perdait jamais une « occasion de soulager ou de consoler l'infortune et j'ai « gravé dans mon cœur, ce mot d'une femme de cam- « pagne, qui disait en la pleurant : « Ah ! si celle-là « n'est pas reçue en paradis, nous sommes tous per- « dus. »

DEUXIÈME PARTIE.

Révolution. — Hospice de l'Ouest. — Hôpital Necker. Transformations et agrandissements.

Pendant la période révolutionnaire, de grands changements eurent lieu dans le mode d'administration de l'hospice de Charité. Le nom fut changé en 1792 et l'hospice de Charité des paroisses de Saint-Sulpice et du Gros-Caillou prit le nom d'hospice de l'Ouest. Bientôt après, on ne trouve plus de trace du loyer; il est probable que l'immeuble fut compris dans la confiscation des biens meubles et immeubles appartenant aux émigrés (décret du 27 juillet, 2 septembre 1792). D'ailleurs, plus tard (7 messidor an IX), on attribua aux hôpitaux et aux hospices les rentes dues pour les biens confisqués aux émigrés.

Le citoyen Audin Rivière, qui visita l'hospice en 1793 (1), se plaint amèrement du manque d'air dans les salles, malgré les fenêtres latérales placées les unes en face des autres. L'air ne se renouvelle pas assez, dit-il, car les fenêtres sont trop haut placées et le

(1) Essai sur la topographie médicale et physique de Paris, par le citoyen Audin Rivière, 1794.

nombre de lits trop grand pour un local aussi insuffisant. Il fait aussi remarquer que les femmes convalescentes ne peuvent se promener faute de préau, ce qui est très regrettable et très injuste. Nous avons dit que peu de temps après on installa un préau sur un terrain pris aux Enfants-Malades.

Audin Rivière nous apprend encore que les huit lits destinés aux femmes blessées sont prêts, mais le 22 pluviose an II, ils n'étaient pas encore occupés. De plus, le certificat du curé de Saint-Sulpice est remplacé par celui de pauvreté absolue, délivré par la section respective de l'individu malade.

D'autres changements, bien plus importants et qui eurent leur effet sur tous les hôpitaux, furent opérés vers cette époque. Faute d'argent, dans ces temps difficiles, où la France était forcée d'improviser des armées sans avoir toujours de quoi les nourrir, un arrêté du Directoire du 19 frimaire an VII mit les hôpitaux et les hospices à l'entreprise. Les entrepreneurs admis par décret du 9 ventose an VII étaient au nombre de cinq, réprésentant pour la plupart des compagnies dont ils étaient les directeurs ou les hommes de paille. L'entreprise devait cesser le 1er germinal an X. Mais bientôt les plaintes et les réclamations surgirent de toute part. Les malades recevaient des rations insuffisantes ou de mauvaise qualité, à moins qu'ils n'en reçussent pas du tout ; aux réclamations des directeurs des hôpitaux de la Commission administrative, les représentants de l'entreprise répondaient que l'Etat était en retard pour le paiement des fournitures livrées et que l'on ne pouvait se montrer exigeant pour l'exécution des engagements, puisque l'Etat ne tenait pas les siens.

Ce fâcheux état de choses ne pouvait subsister; pour se rendre un compte exact des avantages et des inconvénients respectifs des divers régimes proposés pour l'administration des hôpitaux, on fit l'essai de trois régimes : régime paternel, régime de la régie et régime de l'entreprise. L'hospice de l'Ouest eut le bonheur d'êre mis au régime paternel (1).

Comme preuve de la supériorité du régime paternel sur le régime d'entreprise, il suffit de dire que le premier semestre de l'an X, où l'on était encore à l'entreprise, coûta 22,850 francs, tandis que le deuxième semestre, où l'on avait adopté le régime paternel, ne revint qu'à 8,804 fr. 12 ; cet excellent résultat fut dû aussi à l'administration intelligente de la sœur Clavelot qui avait beaucoup plus de liberté d'action sous le régime paternel. Cette sœur, dont on fait les plus grands éloges, remplaça Mme Braujon (2) en 1791, resta sur la brêche pendant la révolution et conserva les fonctions de supérieure jusqu'en 1820. Néanmoins, malgré la bonne administration de cette respectable dame, comme

(1) De même que la Salpêtrière, la Maternité, les Vénériens, Beaujon et Cochin. Par régime paternel « on entend que l'ad« ministration fournit directement à chaque hospice ce qui « lui est nécessaire, soit par des marchés partiels, soit par « des marchés généraux, avec un boucher par exemple pour « toute la viande à fournir dans les hospices. »

(2) Qui elle-même avait succédé à la sœur Cassegrain.

les vivres avaient augmenté en l'an X, la journée d'un malade venait à 1 fr. 16.

En l'an X, on fit de nombreuses réparations, les salles n'avaient pas été blanchies depuis douze ans, on les reblanchit à la chaux ; pour ce travail on employa les vieillards de Bicêtre qui s'en acquittèrent à la satisfaction générale.

A cette époque, le médecin et l'élève en chirurgie avaient des appointements plus élevés qu'au début ; le premier touchait 1500 francs, et le deuxième 500 francs (1).

En l'an XIII, on avait reçu d'urgence 402 hommes, 453 femmes et 5 militaires ; le bureau central venant d'être établi y avait envoyé et fait admettre 55 hommes et 148 femmes. A la suite de la création du bureau central le nombre des malades diminue dans les hôpitaux car on a beaucoup moins de ces piliers d'hôpital qui sortaient d'un établissement pour rentrer dans un autre. Au bureau central, par lequel ils étaient forcés de passer, on les reconnaissait, et de cette manière, on pouvait leur refuser des lits utiles à des gens véritablement malades.

En 1802, le Conseil général des hôpitaux qui avait remplacé la commission administrative, depuis le 27 mai 1800, voulant rendre à Mme Necker, morte en 1794, aux environs de Lausanne, un témoignage éclatant de gratitude, pour la charité et le dévouement dont

(1) Médecin : M. Mongenot, 1,500 fr.
Chirurgien : M. Maret, payé à l'hospice des Ménages.
Elève en chirurgie : Nicod, 500 fr.

elle n'avait cessé de faire preuve envers les malheureux pendant son séjour en France, décida que l'hospice de l'Ouest quitterait ce nom et prendrait celui de Mme Necker. Certes la mesure était juste, aussi fut-elle très applaudie, car Mme Necker, sous ses apparences froides, avait su se faire aimer et avait laissé un souvenir impérissable au cœur des malheureux. Mais Mme Necker n'est pas en réalité la fondatrice de l'hôpital qui porte son nom ; car enfin, elle n'eut absolument rien à débourser, puisque les fonds sortirent de la caisse de la loterie royale; elle donna ses soins, s'occupa de la direction de la maison, aplanit bien des difficultés, mais elle n'a pas réellement droit au titre de fondateur de l'hôpital. En résumé l'on peut dire que Mme Necker organisa l'hospice, mais elle ne le fonda pas.

Comme les mêmes causes subsistaient toujours, la mortalité n'avait pas diminué; voici depuis l'an IX jusqu'en l'an XIII, le tableau qui nous est fourni par Camus et Duquesnoy. Il nous a été impossible malgré toutes nos recherches de nous procurer la mortalité de l'hospice de 1789 à 1799. Mais on peut remarquer que nous retrouvons en l'an IX à peu près la même mortalité qu'en 1788, et il est probable que, pendant les quelques années qui nous manquent, elle avait dû se tenir dans les mêmes limites.

Années.	Malades existant au 1er de l'an.	Entrées.	Sorties.	Morts.	Restant.	Mortalité.
—	—	—	—	—	—	—
An IX.	92	1272	1139	155	120	1 sur 8.35
An X.	120	1110	945	171	104	1 sur 6.53
An XI.	104	1063	837	210	120	1 sur 5
An XII.	120	882	704	186	122	1 sur 4.78
An XIII.	112	943	791	148	116	1 sur 6.34

La moyenne pour les cinq années est de 1 sur 6,2. En l'an 1813 (1) on fit quelques réparations; le réservoir d'eau est mis à neuf; mais en 1814, on se livre à des améliorations nécessaires depuis la fondation de l'établissement; le plafond de la salle du premier étage est enlevé pour donner plus de hauteur et les croisées qui étaient très élevées au-dessus des planchers, sont considérablement abaissées pour permettre à l'air vicié de se renouveler plus facilement; c'est aussi à la même époque que le terrain contigu appartenant aux Enfants-Malades est transformé en préau pour les femmes; jusqu'alors les convalescentes n'avaient pu se promener à cause de la séparation rigoureuse des deux sexes.

En 1813, il y a dans l'hôpital Necker 136 lits ainsi repartis (1).

	14 blessés.		12 blessées.
	15 convalescents.		15 convalescentes.
	36 malades ord. hommes.		44 malades ord. femmes.
Total.	65 hommes	Total.	71 femmes.

Ces malades sont dans des lits de trois pieds de large, avec des rideaux blancs l'été et bleus l'hiver et entre chaque lit se trouve un espace de trois pieds; de plus, entre chaque rangée de lits, il y a un autre espace de huit pieds. On voit que les malades, sous le rapport de la quantité d'air, n'ont pas encore une ration suffisante; on réclame aussi une salle de bains, une salle de rechange, et on indique même l'emplacement qui

(1) Rapport au Conseil général des hospices par un de ses membres, 1804-1814.

pourrait servir à cet usage, c'est la chapelle. Ces réclamations sont faites dans un rapport au Conseil général des hospices, par un de ses membres (1814); il va sans dire que, malgré la facilité du fait, la chapelle ne fut pas déplacée.

Nous ne voulons pas suivre année par année et pierre par pierre les transformations de l'hôpital Necker. Nous les examinerons rapidement, sauf à revenir plus tard sur les travaux qui mériteraient une description plus approfondie.

Au début le nombre des lits était de 120, augmenté progressivement de 8 lits en 1782, de 8 autres en 1813. Le 1er janvier 1814 il y en avait 140 (1), et quand l'invasion avec son cortège de misère et de ruine vint amener le typhus à Paris, au milieu de l'encombrement terrible des autres hôpitaux, Necker dut à l'exiguïté de son local de n'avoir pas de militaires; aussi le fléau dévastateur, qui fit tant de victimes dans les autres maisons hospitalières, épargna l'établissement de la rue de Sèvres. Cependant une sœur fut atteinte, mais en guérit.

Mais si les malades de Necker furent épargnés par le typhus, la mortalité malgré cela fut très élevée, car la population qui venait de subir les épreuves et les malheurs d'une longue guerre fournissait comme mortalité la proportion effrayante de 1 sur 4 1/2, 1 sur 5, et il faut aller jusqu'en 1820 pour trouver la proportion de 1 sur 6,25.

(1) Comptes moraux de l'Assistance publique.

A cette époque (1820) la sœur Clavelot se sentant vieillir demanda sa retraite et cessa de remplir les fonctions de surveillante générale, fonctions dont elle s'était acquittée pendant une trentaine d'années de manière à mériter le respect, l'estime et la sympathie de tous.

Pendant quelques années l'hôpital Necker ne subit aucun changement; mais bientôt après, par suite de l'accroissement successif de la population avoisinante, le local devint tout à fait insuffisant; aussi le conseil général d'administration décida d'agrandir l'établissement et d'augmenter les lits de manière à en doubler le nombre. Les travaux commencèrent en 1827, furent terminés en 1839, coûtèrent 183,331 francs et portèrent le nombre de lits à 300. Mais les habitants du quartier ne profitèrent pas immédiatement des nouveaux lits, car à l'Hôtel-Dieu on avait dédoublé le bâtiment Saint-Charles, qui interrompait sur la rive gauche la communication des quais (1), et les malades qui logeaient dans la moitié supprimée de ce bâtiment furent évacués sur Necker et sur Beaujon. Ce dernier hôpital, qui venait aussi d'être agrandi, prit 108 malades (2) et Necker en reçut 146 pour sa part.

Si le nombre de lits de l'hôpital se trouvait considérablement augmenté, en agrandissant l'hôpital on avait faits d'autres améliorations. Ainsi, en 1841 la salle des bains avait été terminée, un amphithéâtre, une salle des

(1) L'emplacement de la moitié supprimée du bâtiment Saint-Charles fut pris pour bâtir le quai Dupuytren.

(2) Fournel. Hôpital Beaujon, 1884.

morts avec ses dépendances avaient été bâtis, on avait créé 6 lits de plus, et en 1849 accordé 29 lits pour les mères nourrices.

En 1851, nouveaux travaux : on démolit trois salles, ce qui diminue les lits de 77; mais en 1852, le nouveau bâtiment des femmes étant terminé, l'hôpital s'enrichit de 148 lits.

En 1853, 3 lits nouveaux; en 1855, reconstruction du mur de l'impasse de l'Enfant-Jésus, et en 1858 édification du bâtiment de l'aile droite destiné au service des cuisines et au logement de la communauté; en même temps installation du système de chauffage du Dr Van Hecke. Nous reviendrons sur cette question dans le chapitre suivant en donnant la description de l'hôpital actuel.

IIIe PARTIE.

Hôpital Necker actuel. — Hygiène, chauffage, ventilation. — Population, mortalité. — Service médical.

De l'ancien couvent des Bénédictines de Notre-Dame-de-Liesse il ne reste plus une seule pierre. Dans les transformations qu'a subies l'hôpital tout a été successivement démoli, puis rebâti. Aujourd'hui l'hôpital Necker est un vaste bâtiment dont la façade, portant le n° 151 de la rue de Sèvres, est en prolongement sur cette rue avec le bâtiment des Enfants-Malades. Au-dessus de la grande porte d'entrée on lit : Hôpital Necker 1779. Mieux vaudrait y voir 1778, ce serait plus exact.

Les bâtiments, qui sont en profondeur et perpendiculaires à la rue de Sèvres, sont beaux et bien aménagés, ils couvrent une superficie totale de 4,374 m. c.; mais la superficie totale, en comptant les préaux, jardins, etc., est de 20,130 m. c. L'hôpital offre l'aspect d'un vaste parallélogramme ouvert au sud, mais dont les ailes sont reliées par un passage couvert servant de promenoir. En raison de l'encombrement ce promenoir avait été transformé en 1882 en salle provisoire de malades; depuis quelque temps il a été rendu à sa destination première. A droite de l'entrée principale on trouve : 1° le pavillon du concierge; 2° un bâtiment dont le rez-de-chaussée comprend un vestibule, un logement particulier, la boucherie, une porte cochère accédant dans la cour de la cuisine, le réfectoire des gens de service, le logement du garçon de bureau; le 1er étage est entièrement affecté à la communauté; le 2e étage est occupé par un pharmacien et par un chauffeur. A gauche de l'entrée principale on voit : 1° un pavillon faisant le pendant de la loge du concierge et servant de salle d'attente pour la consultation ; celle-ci se prolonge sous un bâtiment de deux étages symétrique à celui de la communauté et dont le rez-de-chaussée se compose de deux cabinets, l'un pour les médecins, l'autre pour les chirurgiens; le 1er étage est affecté à la salle de garde et au logement des internes en médecine, le 2e sert de dortoir aux infirmiers (1).

Après avoir franchi la porte on pénètre dans la cour d'entrée : à gauche se trouvent, au-rez-de chaussée, la pharmacie et le vestiaire des médecins; au 1er le logement du directeur, au 2e celui de l'économe, des chambres destinées aux sous-employés et le dortoir des infirmiers. A droite de la cour d'entrée sont la cuisine et ses dépendances au rez-de-chaussée; le 1er et le 2e étage sont occupés par la communauté, sauf une pièce réservée au service des infirmières veilleuses (1).

La cour d'entrée est limitée au fond, entre la cui-

(1) Cette énumération ainsi que certains passages qui suivent sont empruntés à M. Bourneville. Rapport sur la construction d'un bâtiment pour le service des morts à l'hôpital Necker, 1883.

sine et la pharmacie, par un bâtiment ouvert au centre par un passage conduisant dans la cour d'honneur.

Au rez-de-chaussée, à droite les bureaux du directeur et de l'économe, à gauche celui des entrées; au-dessus, à l'entresol, des logements pour les employés; au 1er le musée Civiale à droite, et la salle Saint-Vincent affectée au traitement des maladies des voies urinaires; au 2e étage la salle Saint-André (chirurgie hommes).

La cour d'honneur a la forme d'un rectangle : elle est circonscrite à droite par le pavillon des femmes, à gauche par celui des hommes, au fond par un bâtiment reliant les deux ailes, dont le rez-de-chaussée comprend à gauche les bains et l'amphithéâtre, à droite la lingerie, et dont le 1er sert de promenoir.

Entre l'amphithéâtre et la lingerie est un passage central conduisant à la chapelle.

A droite de la chapelle se trouve le laboratoire de clinique médicale; le laboratoire de clinique chirurgicale est placé plus loin. Dans le fond sont répartis l'ancienne buanderie, les écuries, le vestiaire des successions, les logements des sous-employés, la salle des morts, etc.

Les magasins sont dans les caves. Les cabinets d'aisances sont disposés aux extrémités des salles; réparés en 1881, ils possèdent deux sièges à l'anglaise dans deux cases séparées et sont pourvus d'eau et de vidoirs.

Et maintenant que nous avons donné une description d'ensemble empruntée au Rapport sur l'hôpital Necker de M. Bourneville, nous allons revenir sur quelques détails.

Cabinet du Directeur. — Dans le bureau du directeur, dont l'obligeance est connue de tous ceux qui l'ont approché, se trouvent le portrait de Mme Necker et celui de sa fille Mme de Staël. Ces toiles, sans signatures, sont accompagnées d'un tableau représentant une salle de l'hospice de Charité en 1780. On y voit un malade couché sur un brancard que deux hommes viennent d'apporter. Une sœur, sœur Cassegrain probablement, et Mme Necker donnent des consolations au blessé M. Necker (?) se tient à côté d'elle, et plus loin un médecin (M. Doublet?) tâte le pouls à un autre malade. La salle a l'air d'être encore assez haute, mais les croisées sont petites et bien au-dessus des ciels de lit. Ce tableau manque de mouvement et de vie; au-dessous on lit :

Monument immortel de l'amour de nos rois,
Dôme offert aux guerriers vieillis par leurs exploits,
Palais où leurs enfants s'exerçaient pour Bellone,
Vous laissiez désirer d'autres grâces du trône,
Sous un second Colbert, sous un nouveau Louis,
Le pauvre est secouru, tous les vœux sont remplis.

(*Offert à M. le Directeur général des finances par les Sœurs de Charité de l'hospice en* 1780.)

Chapelle. — La chapelle est à peu près insignifiante et sans intérêt. Parmi les tableaux qui s'y rencontrent un seul nous a paru digne d'attention : il représente la mise du Christ au tombeau. C'est un don de l'abbé Desportes en 1825. Il est regrettable que ce tableau ne soit pas placé de manière à être vu sous un jour convenable. On trouve aussi dans la chapelle, et nous nous demandons pourquoi, la statue d'Aaron et celle de Melchisédech.

Bains. — Le local destiné aux bains est petit et contient seulement 6 baignoires pour les hommes et 6 pour les femmes. C'est absolument insuffisant, et depuis deux ans que l'on donne des bains externes on voit tous les jours des trentaines de personnes qui après avoir attendu deux ou trois heures sont obligées de quitter la place sans avoir pris le bain qui leur avait été ordonné. Il en est de même pour les douches et les bains de vapeur.

Service des morts. — Depuis longtemps les bâtiments destinés au service des morts avaient besoin d'être agrandis ; on y travaille en ce moment, et quoique les travaux ne soient pas complètement terminés, on peut facilement se rendre compte de leur état futur. Les bâtiments nouveaux comprennent une salle d'exposition, une salle des morts proprement dite, et une salle d'autopsie. De plus, il y a quatre nouveaux laboratoires (1) et une salle destinée à recevoir le musée Civiale, à l'étroit dans l'ancien local. De ces nouveaux bâtiments il n'y a pas grand'chose à dire, ils sont clairs, bien aménagés et dans de bien meilleures conditions que les anciens ; cependant la salle du musée Civiale nous a

(1) Il existe déjà deux laboratoires pour les chefs de clinique, avec les quatre que l'on construit, tous les médecins ou chirurgiens auront chacun un laboratoire spécial.

semblé bien petite, et dans quelques années, le nombre des pièces augmentant tous les jours, il faudra ou l'agrandir ou en rebâtir une autre.

Personnel. — Le personnel administratif comprend un directeur, un économe, un employé aux entrées, un expéditionnaire à l'économat, un garçon de bureau et un commissionnaire. 86 personnes, religieuses, surveillants, infirmiers, etc., sont chargées du service des malades, et 7 ouvriers, chauffeurs, charretier, etc., sont employés par l'administration pour les différents services de l'hôpital.

Salles. — Les salles de l'hôpital Necker sont vastes, bien aérées, avec de grandes fenêtres assez rapprochées et de trois mètres de haut à peu près. Ces salles mesurent environ 8 mètres de large et 5 mètres de haut. Ainsi les malades ont une moyenne de 48 mètres cubes d'air par lit, et le seul reproche que l'on puisse adresser aux salles de l'hôpital Necker serait d'être construites de manière à contenir trop de malades. Ainsi dans les salles Saint-Jean et Saint-Luc qui ne sont pas séparées et tiennent toute la longueur du bâtiment, il y a place pour 60 malades. Ce chiffre est trop élevé, et il vaudrait beaucoup mieux avoir des salles séparées, n'ayant chacune qu'un petit nombre de lits.

Nous ne dirons rien de la propreté et de l'ordre qui règnent à Necker. Sous ce rapport, pas plus là qu'ailleurs, nul reproche ne pourrait être adressé à l'administration, mais il est regrettable de voir dans les salles de cet hôpital des poutres en angle contre le mur pour soutenir les plafonds, la poussière doit s'accumuler dans ces angles, malgré tous les soins de propreté.

Aux documents, l'on trouvera un tableau donnant le nom des salles, leur dimension et le nombre de mètres cubes d'air à respirer par malade. Il est intéressant de comparer ce tableau avec celui donné par Tenon qui se trouve au commencement de ce travail.

CHAUFFAGE ET VENTILATION.

La question très complexe de la ventilation et du chauffage mériterait un examen très approfondi. Malheureusement nos connaissances en pareille matière ne nous permettent pas de porter un jugement certain; aussi nous contenterons-nous de nombreux emprunts faits aux auteurs qui se sont occupés de cette branche importante de l'hygiène. La question a été souvent agitée, les avis sont très partagés et parmi tout ce qui a été dit et écrit sur la matière, nous allons essayer de donner les opinions les plus accréditées.

Les systèmes de ventilation et de chauffage sont nombreux, certains sont ingénieux, mais peu utiles; parmi ceux-là se trouvent ceux de Watson, de Mac Kinnel et de Muir ; ils sont irréguliers et n'ont d'autre mérite que leur simplicité, le peu de frais de leur installation et de leur fonctionnement. — Après bien des essais, deux méthodes sont restées en présence ; la ventilation artificielle, comprenant le système par appel et le système par propulsion, et la ventilation naturelle obtenue en ouvrant largement les portes et surtout les fenêtres qui donnent accès à l'air extérieur. Dans les deux premiers systèmes, le chauffage se fait en même temps que la ventilation, mais on peut le supprimer pendant la saison chaude; dans la ventilation naturelle, au contraire, parfois comme en Angleterre, été comme hiver, il y a de grandes cheminées toujours allumées qui servent de ventilateurs; d'autres fois, comme dans certains hôpitaux de France, on chauffe les salles l'hiver seulement soit avec des poêles, soit avec des calorifères et des croisées placées en face les unes des autres donnent à l'air extérieur un accès large et facile.

Après avoir donné en quelques mots les principes fondamentaux, sur lesquels sont basés les systèmes par propulsion et par appel, nous terminerons en décrivant en détails le système de van Hecke et celui de Duvoir, qui sont employés simultanément à l'hôpital Necker, le premier au pavillon des hommes et le second au pavillon des femmes. Ces descriptions sont empruntées à MM. Grassi, Max. Vernois, Ch. Sarrazin, Boudin, etc.

Ventilateurs par propulsion. — Dégagés de toute complication, ces systèmes sont très simples. Que l'on se figure un tube ouvert aux deux extrémités et communiquant d'un côté avec l'air extérieur, de l'autre avec les chambres des malades. Une hélice, mise en mouvement par un moteur, produit un violent courant d'air et l'envoie de l'extérieur à l'intérieur. Pour chauffer les salles, sur le trajet du courant d'air se trouvent des chambres dites de chauffe, dont on allume les calorifères, pendant la saison froide pour porter l'air destiné aux malades à une température convenable.

Ventilateurs par appel. — Ce système est plus compliqué, il repose sur les faits suivants. Dans un tube vertical ou l'on place une source de chaleur, il s'établit de bas en haut un courant d'air d'autant plus rapide que la quantité de calorique est plus grande. Ce tube devient une cheminée qui aspire l'air par son extrémité inférieure. Si les chambres de malades sont mises en communication avec l'orifice inférieur de la cheminée d'appel, l'inspiration qui s'y produit force l'air extérieur à les traverser pour se rendre à la cheminée d'appel, c'est la ventilation par appel en contre-haut.

Dans un tube qui a la forme d'un siphon renversé, la source de chaleur étant placée à la partie la plus déclive, l'air descend dans la plus courte branche et monte dans la plus grande. L'aspiration ou appel d'air ainsi produit est en raison directe de la quantité de chaleur développée, de la différence de hauteur des deux tubes et de leur surface de section.

Si des salles de malades s'ouvrant au dehors sont situées sur la courte branche du siphon, le foyer se trouvant sur la partie la plus déclive, l'air traversera les salles, descendra dans le conduit qui leur fait suite et montera dans la cheminée d'appel. C'est la ventilation par appel en contre-bas, ou ventilation renversée.

Chacun de ces systèmes a ses avantages et ses inconvénients, mais il paraît établi aujourd'hui que les systèmes établis par propulsion sont préférables aux autres et donnent à prix moindre une ventilation égale. L'appareil à propulsion de van Hecke semble avoir réuni le plus de suffrages, vient ensuite le système à appel de Léon Duvoir.

Appareil du Dr van Hecke. — Construit entre le 1er novembre 1857 et le 1er avril 1858, dans le bâtiment des hommes de l'hôpital Necker, cet appareil, essentiellement destiné à la ventilation, peut servir accessoirement au chauffage en hiver, au refroidissement en été et au service des bains liquides ou de vapeur.

L'appareil comprend une machine à vapeur de la force de deux chevaux, placée dans les caves et mettant en mouvement une hélice qui refoule dans les salles l'air pris au dehors.

La prise d'air a lieu à l'extrémité sud du bâtiment par une cheminée élevée à trois mètres au-dessus du sol et dont la cavité a 4 mètres de hauteur et 1 mètre de large. A son sommet se voient deux ouvertures ayant chacune un mètre carré de section et tournées l'une vers l'est et l'autre vers l'ouest. La cheminée communique avec un large canal abandonnant aux extrémités et à la partie moyenne un embranchement pour chaque chambre. Dans la première portion du canal se trouvent deux tambours ou cylindres en tôle, renfermant l'un

(1) Ce chapitre est un résumé du travail de M. Max Vernois sur l'appareil Van Hecke. (Annales d'hygiène, 1859, t. XI.) Cependant quelques renseignements sont empruntés à M. Grassi.

une roue à deux palettes, opérant le refoulement de l'air et l'autre un compteur pour connaître le nombre de mètres cubes d'air qui passent par le tube.

L'air refoulé par la roue à palettes se rend dans les chambres qui sont au nombre de trois et disposées de manière à offrir une grande surface d'échauffement. Pour cela, des tuyaux en fonte sont superposés les uns sur les autres et font l'office d'un serpentin qui élève la température de l'air refoulé dans les caves (1).

Quand l'air a parcouru un certain trajet autour des tuyaux d'échauffement, il se rend forcément dans les salles où il pénètre par cinq bouches de chaleur ; la principale est placée au milieu de la salle annulaire et entourant un tuyau, dit tuyau de fumée, qui va sur les toits verser les produits de la combustion, elle mesure six centimètres de large et possède une plaque de tôle à coulisse permettant de régulariser l'entrée de l'air chaud. Les autres bouches de chaleur réparties dans les salles sont quadrangulaires, mesurent 40 centimètres de côté, et sont fermées par une grille (2); et si l'on prend la température à la sortie de chaque bouche de chaleur, on obtient une moyenne de 30 degrés, tandis que la température moyenne est environ de 20 degrés centigrades dans la salle.

La sortie de l'air impur s'effectue par douze cheminées dont six de chaque côté. Toutes ces cheminées possèdent trois tuyaux indépendants et sur le parcours de

(1) En été, on n'allume pas les fourneaux des chambres d'échauffement.

(2) Les lieux d'aisance ont un embranchement spécial.

chaque tuyau l'on trouve deux ouvertures, l'une en haut à quatre mètres de hauteur, ordinairement fermée et ne servant que dans certains cas de ventilation exceptionnelle, l'autre en bas près du plancher, toujours ouverte et utilisée pour la ventilation permanente.

Quant à la vapeur produite par la machine on l'emploie à chauffer l'eau des bains.

L'appareil van Hecke donne en moyenne 80 mètres cube d'air par lit et par heure, mais en forçant un peu la machine, il est facile d'obtenir 120 mètres cubes. En donnant ces chiffres, il n'y a pas la moindre exagération, car d'autres plus élevés ont été fournis et on a parlé de 98 mètres cubes en moyenne et de 132 en augmentant le nombre de coups de piston et par conséquent la vitesse de rotation de la roue à palettes.

Pendant l'été on n'allume pas les calorifères, aussi la dépense est-elle de beaucoup diminuée.

Les conclusions de M. Max. Vernois et celles de M. Grassi sur cet appareil sont à peu près identiques. Tous deux font remarquer sa supériorité au point de vue hygiénique et au point de vue pécuniaire, et M. Vernois affirme que jamais il n'y a d'odeur dans les latrines des hommes de son service à l'hôpital Necker, et il ajoute qu'il serait heureux de pouvoir en dire autant des lieux d'aisances destinés aux femmes (1).

En donnant la définition du système van Hecke, il a été dit qu'on pouvait s'en servir pour le refroidissement

(1) Le pavillon des femmes est ventilé par le système Duvoir.

de l'air en été; aussi, voulant se rendre un compte exact de la diminution de température que l'air éprouvait en passant dans les caves, M. Grassi fit les expériences suivantes : Le 3 août 1858, par une chaleur de 25°,1 à l'ombre et dehors, il prit la température que l'air avait en pénétrant dans les salles. Comme le trajet parcouru par l'air n'avait pas partout la même longueur, il mit un thermomètre à chaque ouverture et trouva une moyenne de 20°,5, c'est-à-dire 4°, 6 de diminution; il est vrai de dire que dans la salle la température moyenne était de 22°,3.

Ayant recommencé le 4 août avec 26° à l'extérieur et à l'ombre, il obtint la moyenne de 21°,1, mais celle de la salle était de 22°,4.

L'on voit donc les avantages hygiéniques de ce système : 90 mètres cubes d'air par heure et par malade, chauffage facile en hiver, refroidissement en été. Il est temps maintenant de parler des avantages pécuniaires.

Si nous résumons l'ensemble de nos expériences et de nos calculs, dit M. Grassi dans ses conclusions, nous arrivons au résultat suivant : 1° les appareils de ventilation et de chauffage établis par le D[r] van Hecke à l'hospice Necker sont moins dispendieux que tous ceux qui existent déjà dans les hôpitaux de Paris, pour leur installation et leur fonctionnement; 2° dans les conditions où il a été possible d'établir les appareils à l'hôpital Necker, le chauffage et la ventilation qu'ils donnent ne coûtent pas plus que le chauffage seul des grands hôpitaux de Paris, et procure par conséquent, sans dépenses, l'assainissement complet des salles de malades; de plus ils fournissent l'eau chaude pour les bains et pourraient permettre d'en donner aux indigents traités au dehors.

A la suite du rapport de M. Grassi et du mémoire de M. Max. Vernois, MM. Thomas, Duvoir et Laurens firent des réclamations et cherchèrent à prouver que leur système était le meilleur, et ne revenait pas plus cher que celui de van Hecke. M. Guérard se chargea dans les *Annales d'hygiène publique* du soin de réfuter leurs assertions, et la discussion fut close.

On trouvera du reste aux documents (1) un état comparatif des dépenses occasionnées par les frais d'installation et de fonctionnement de chacun de ces systèmes. Ce document, emprunté à M. Davenne, donne nettement la preuve de la supériorité du système du docteur van Hecke.

Système Duvoir. — Le bâtiment où se trouve le système Duvoir, ou ventilation par appel en contre-haut, se compose d'un rez-de-chaussée, d'un premier et d'un second étage. Expérimenté en premier lieu à l'hôpital Beaujon, il fut perfectionné quand on l'installa, en 1852, à l'hôpital Necker, pavillon des femmes. Ainsi on est parvenu à supprimer le foyer existant dans les caves, en sorte que l'été comme l'hiver le chauffage de l'eau destinée à la circulation s'opère par la chaleur du foyer qui sert aux préparations médicinales. Il en existe deux à chaque étage. Ce n'est que pendant les grands

(1) Pièce LXI.

froids qu'il devient nécessaire d'allumer le feu du foyer auxiliaire voisin du foyer habituel. Pour déterminer l'appel de l'air extérieur, il existe dans les greniers une série de réservoirs présentant une surface de chauffe considérable et en relation avec le système de circulation générale d'eau chaude.

« Le contact des réservoirs d'eau chaude échauffe « suffisamment l'air dans les cheminées pour déter- « miner un appel actif de l'air expulsé des salles qui « arrive dans la cheminée par de grandes gaines qui « ont reçu l'air provenant de toutes les cheminées ver- « ticales qui règnent dans les parois des salles der- « rière les lits des malades. L'ouverture de ces che- « minées partielles par lesquelles se fait l'évacuation « de l'air vicié se trouve derrière chaque lit et au ni- « veau du parquet. Les cheminées ont une section « d'environ 16 c. de côté. Hiver comme été l'air pé- « nètre dans les salles par des ouvertures pratiquées « dans le plancher et communiquant avec l'extérieur, « ainsi que par un tuyau existant au centre des poêles. « Seulement, en hiver, l'air arrive chaud dans l'en- « ceinte, parce qu'il a préalablement circulé au contact « des tubes d'eau chaude.

« On a soustrait la prise d'air à l'influence de l'inso- « lation. Pour le rez-de-chaussée, l'air pénètre d'abord « par un bout de galerie souterraine, avant de s'enga- « ger dans les canaux horizontaux qu'il parcourt pour « déboucher ensuite dans les salles. Pour les étages « supérieurs, les bouches de prise d'air extérieur « sont percées sur les deux faces opposées du même

« bâtiment, de sorte qu'elles ne peuvent subir toutes « simultanément l'influence de l'insolation. »

En résumé, voici le système : des tuyaux verticaux remplis d'eau sont chauffés à leur base ; l'eau chaude, en vertu de sa différence de densité, monte par des conduits latéraux et redescend vers le foyer ; dans les combles se trouvent des calorifères que l'eau échauffe par son contact. A leur tour, ils élèvent la température de l'air ambiant et déterminent un appel dans la cheminée principale et, par conséquent, dans les salles avec lesquelles communique la cheminée. L'air qui vient remplacer celui qui a été aspiré arrive frais en été, mais en hiver, comme on le fait circuler autour des tuyaux remplis d'eau chaude, il est porté à une température déterminée.

Voici, du reste, les conclusions du rapport de la commission nommée par le directeur de l'Assistance publique pour examiner le système Duvoir. Cette commission, nommée en janvier 1853, était composée de MM. Combes et Péligot, membres de l'Académie des sciences ; Gauthier et Huré, architectes, et de M. F. Leblanc, répétiteur à l'école Polytechnique :

« Le cahier des charges demandait : 1° le maintien « d'une température de 15 degrés jour et nuit dans les « salles de malades pendant la saison froide (1) ; 2° une « ventilation de 60 m. cubes minimum par heure et par « malade jour et nuit pendant la saison froide ; 3° la « même ventilation, mais sans élévation de température, pendant le reste de l'année. Enfin la fourniture « quotidienne de 15 litres d'eau à 100° par malade.

(1) L'air versé dans les salles était à 30° ou 31°.

« Les conditions du marché se trouvent remplies et « même dépassées, car presque constamment la tempé- « rature a pu être maintenue supérieure à 15°. Quant à « la ventilation, elle est notablement supérieure aussi « au chiffre minimum de 60 m. cubes imposé par l'ad- « ministration.

« *Ventilation totale d'été.* — Le jaugeage du cou- « rant d'air dans la grande cheminée d'appel général a « donné en moyenne 11,157 m. cub. d'air par heure, « ce qui fournit 69 m. cub. 7 d'air par heure et par « lit. L'expérience a été faite le matin, le feu n'étant « pas poussé.

« *Ventilation partielle.* — La ventilation dans les « cheminées partielles n'a pas été inférieure à 63 m. « cubes par heure et par lit, et, en forçant le feu, il a « été facile de monter à 70 m. cubes.

« En résumé, la commission est d'avis que les con- « ditions exigées par l'administration, soit pour le « maintien de la température ou la ventilation, sont « remplies et que l'eau chaude disponible est en assez « grande quantité pour satisfaire aux conditions du « marché.

Il serait injuste de nier les avantages de la ventila- tion artificielle et du chauffage que procurent les divers systèmes de cette ventilation, cependant il est permis de dire que la ventilation naturelle a aussi ses avan- tages, et que, si l'on calculait la vitesse moyenne de l'air passant par les croisées, on arriverait facilement à un nombre de mètres cubes bien supérieur à celui que donnent les appareils de ventilation. D'un autre côté, si l'on considère, soit à Necker, soit ailleurs, la mortalité avant et après l'installation des appareils de chauffage et de ventilation, on est forcé d'avouer qu'il n'y a pas eu de résultat sensible, et du reste la mortalité n'est pas plus élevée dans les hôpitaux où la ventilation naturelle est employée que dans ceux où on a procédé à l'installation des nouveaux appareils.

De tout temps, la mortalité, à l'hôpital Necker a été assez forte. Sans parler des débuts, ni des périodes difficiles qu'a traversées Paris après la Révolution française, car à ce moment le fait est général, l'hôpital Necker n'a jamais eu un bon rang, si on le compare aux autres hôpitaux comme mortalité. Ce fait est assez bizarre et difficile à expliquer, étant donnés la bonne situation générale de l'hôpital, l'exposition excellente, l'aération, la ventilation, le chauffage, les dimensions des salles, etc. Nous laissons à d'autres le soin d'expliquer pourquoi la mortalité est plus élevée à Necker que dans d'autres hôpitaux placés dans des conditions d'hygiène moins satisfaisantes. La Charité, par exemple, dont les bâtiments sont enserrés, dont la population est très dense, a toujours eu une mortalité plus faible que l'hôpital Necker, à part les deux premières périodes décennales. Ainsi de 1815 à 1824, la mortalité est de 1 sur 5,722 pour Necker et de 1 sur 5,694 pour la Charité; de 1825 à 1834, 1 sur 7,74 pour Necker et de 1 sur 7,55 pour la Charité ; mais, depuis lors, Necker a constamment une mortalité plus élevée.

	NECKER.		CHARITÉ.	
	—		—	
1835-1844	1 sur	9.09	1 sur	10.20
1845-1854	—	8.30	—	8.84
1855-1864	—	8.49	—	9.65
1865-1874	—	6.65	—	7.76 (1)

Voici, du reste, la mortalité moyenne de 1804 à 1861 ; ces chiffres sont fournis par Husson dans son « Étude sur les hôpitaux » :

Enfants-Malades............	1 sur	4.86	
Hôtel-Dieu................	—	6.77	
Beaujon..................	—	7.49	
Saint-Antoine.............	—	7.57	
Necker..................	—	7.99	
Lariboisière...............	—	8.01	
Charité..................	—	8.21	
Cochin..................	—	8.80	(on compte depuis 1850).
Pitié....................	—	9.13	
Saint-Louis...............	—	18.35	
Lourcine.................	—	30.31	(on compte depuis 1830).
Midi....................	—	42.51	

On voit que, pendant cette période de cinquante-sept ans, le rang que tient l'hôpital Necker comme mortalité, par rapport aux autres hôpitaux, n'est pas des plus satisfaisants. Voici, du reste, le tableau de la population et la mortalité année par année. Nous avons déjà dit qu'il nous avait été impossible de retrouver la mortalité pendant la Révolution française.

(1) Comptes moraux et finances de l'Assistance publique.

Tableau de la population et de la mortalité (1)

Années.	Nombre d'entrées.	Mortalité. — 1 sur	
1779	1561	5.745	
1780	1549	4.74	
1781	1649	6.73	
1782	1812	7.13	
1783	1997	6.815	
1784	2063	7.58	
1785		6.628	
1786		7.4	
1787		8.45	
1788		9.512	
IX		8.35	
X		6.53	
XI	1167	5	
XII	882	4.78	
XIII	945	6.34	
1804	900	5.026	
1805	943	6.037	
1806	1039	5.54	
1807	1169	5.599	(7,48)
1808	1105	4.97	
1809	1036	6.95	
1810	1144	6.13	(8,95)
1811	1103	8.11	
1812	1335	7.02	
1813	1240	5.08	
1814	1288	4.15	(7,02)
1815	1181	6.63	
1816	1066	4.70	
1817	1073	4.55	(7,22)
1818	1223	5.21	
1819	1111	5.34	
1820	1217	6.25	
1821	1120	6.47	
1822	1183	5.60	
1823	1340	6.17	
1824	1469	6 30	
1825	1543	6.46	
1826	1592	7.03	
1827	1875	7.97	(9,30)
1828	1807	8.94	
1829	1857	7.22	
1830	1825	8.60	(8,78)
1831	1820	8.16	
1832	2226	4.23	
1833	2096	8.20	(10,45)
1834	2171	10.63	(11,71)
1835	2367	8.50	
1836	2246	9.34	
1837	3232	6.63	(8,40)
1838	2476	7.69	
1839	3388	10.14	
1840	4769	10.05	(11,80)
1841	4691	10.77	(12,57)
1842	4843	8.60	
1843	4504	8.72	
1844	4303	9.01	(9,32)
1845	4534	8.83	
1846	4541	8.27	
1847	4372	8.67	(10,64)
1848	3774	8.28	
1849	3425	6.13	
1850	3346	10.27	(12,20)
1851	3786	8.65	
1852	4394	9.57	
1853	7500	8.10	
1854	7172	7.40	
1855	7233	8.30	
1856	7563	9.55	
1857	6721	8.60	
1858	5691	8.51	
1859	6317	9	(12,46)
1860	6393	9.76	
1861	6930	8.76	
1862	5179	7.29	
1863	5787	7.65	
1864	5647	7.55	
1865	5586	6.75	
1866	5397	6,18	
1867	5016	7.08	(8,57)
1868	5708	6.83	
1869	6263	7.71	
1870	5829	6.15	(6,42)
1871	5742	3.93	(4,95)
1872	5172	7.69	
1873	5246	8.03	(8,79)
1874	5084	8.13	
1875	5134	9.10	(8,64)
1876	5401	7.84	(8,14)
1877	5692	7.49	(8,14)
1878	5777	7.47	(8,17)
1879	5949	7.61	(7,89)
1880	6648	7.87	(7,84)
1881	6295	7.49	(7,86)
1882	5852	7.25	

(1) Les chiffres entre parenthèses indiquent la mortalité générale des hôpitaux.

SERVICE MÉDICAL.

Notre intention n'est pas de faire la biographie complète des médecins qui se sont succédé à l'hôpital Necker. Certains sont si illustres et si célèbres que tout le monde connaît leur histoire et qu'en racontant leur vie nous n'apprendrions rien à personne : tels sont Laennec, Trousseau, Broca, et ce serait amoindrir leur gloire que de leur consacrer une simple notice biographique; d'autres ont passé trop peu de temps à Necker et se sont illustrés ailleurs, de ceux-là non plus il ne sera pas parlé.

En 1778, lors de la fondation de l'hôpital qui porte aujourd'hui le nom d'hôpital Necker, il y eut un seul médecin, M. Galatin. On ne sait pas grand chose sur son compte, sinon qu'il était jeune et désintéressé, puisqu'il n'accepta pas de rétribution. Son séjour, du reste, ne fut pas long, dix-huit mois au plus. Il fut remplacé par M. Doublet, sur lequel nous avons des renseignements plus précis.

Doublet (François), docteur régent et professeur de la Faculté de médecine de Paris, sous-inspecteur général des hôpitaux civils du royaume, était né à Chartres le 30 juillet 1751.

D'une humeur aventureuse, il quitta de bonne heure le domicile paternel et s'enfuit en Hollande avec un camarade d'études. Le manque d'argent le força à revenir chez son père, mais bientôt après il partit pour Paris, muni cette fois du consentement de sa famille et dans l'intention d'étudier le droit. Reçu licencié en 1772, il quitta le droit pour la médecine et pendant le cours de ses études remporta de véritables succès. Sa voie était trouvée. Nommé en 1780 médecin de l'hospice Saint-Sulpice, où il resta jusqu'en 1783, il fut choisi en 1787 par la Faculté royale de médecine pour aller à Lorient avec un de ses collègues rechercher les causes d'une épidémie. A la suite de cette mission, qui lui fit le plus grand honneur, il fut nommé sous-inspecteur des hôpitaux civils du royaume. Mais ses travaux incessants épuisèrent sa santé déjà faible. Sa dernière leçon traita de la mort; ce fut le chant du cygne, disent ses biographes, et le 5 juin 1795 il succomba âgé de 44 ans, atteint d'une maladie cérébrale qui l'enleva rapidement à la science et à ses amis (1).

Né en 1789 à Saint-Christophe (Meuse), Isidore

(1) Doublet a publié :

1° Mémoire sur les symptômes et le traitement de la maladie vénérienne chez les enfants nouveau-nés. Paris, 1791, in-12.

2° Observations faites dans le département des hôpitaux civils, 1785, 1786, 1787, 1788. 4 vol. in-4°.

3° Remarques sur la fièvre puérpérale. 1783, in-8°.

4° Nouvelles recherches sur la fièvre puerpérale, publiées par ordre du roi. 1791, Paris, in-8°.

5° Mémoire sur la nécessité d'établir une réforme dans les prisons de Paris. Lu à l'Académie royale de médecine, 28 août 1791. Paris, in-8°.

En commun avec M. Colombier :

Recueil de mémoires sur les épidémies de Paris.

Doublet a fourni plusieurs articles à l'Encyclopédie méthodique.

Bricheteau était docteur à 25 ans, après avoir passé trois années en qualité d'interne des hôpitaux à la Salpêtrière, à l'hôpital des Enfants, à l'Hôtel-Dieu. Bien jeune il fut distingué par Pinel, son maître, qui trouva toujours en lui un élève dévoué et un sectateur fidèle, lors même que Broussais eut converti à ses doctrines et entraîné presque toute une génération médicale. Dès 1815 Bricheteau avait eu l'honneur d'être associé aux travaux de l'illustre nosographe, et il publia sous ses auspices plusieurs articles dans le grand dictionnaire des sciences médicales.

Bricheteau fut nommé membre de l'Académie de médecine en 1822 et se fit une place très honorable dans cette savante compagnie. Ses écrits nombreux, la droiture de son esprit, la dignité de son caractère lui valurent deux honneurs qui furent pour le médecin et l'homme une juste récompense : l'Académie de médecine, à laquelle il appartenait depuis treize ans, le désigna au ministre de l'Instruction publique pour la décoration de la Légion d'honneur, puis elle le choisit pour son président.

La clientèle ne répondit pas au large mérite de Bricheteau. Esprit indépendant, cultivant la littérature médicale, aimant la liberté, il protesta courageusement dans le journal des *Débats* du 14 novembre 1824, en sa qualité de membre de l'Académie royale de médecine, contre la suppression arbitraire et illégale qu'on avait faite au secrétariat de l'Académie, dans un rapport sur la vaccine, du nom du vénérable Larochefoucauld-Liancourt en disgrâce auprès du ministre.

Possédant des connaissances approfondies, un jugement sain et une élocution facile, d'un grand sens pratique servi par un esprit d'induction remarquable, Bricheteau fit à Necker des cliniques qui ne furent pas sans retentissement sur ce même théâtre où Laennec avait jeté tant d'éclat par son immortelle découverte.

Entré à l'hôpital Necker en 1830, Bricheteau y resta jusqu'en 1855; mais il conserva la qualité de médecin honoraire jusqu'en 1862, époque à laquelle il succomba dans sa propriété des Manoires aux attaques d'une angine de poitrine (1).

Jacques-François-André-Maréchal naquit à Paris le 6 août 1799. Le véritable nom de sa famille, originaire d'Alsace, était Schmidt, qu'elle traduisit par celui de Maréchal en venant s'établir à Paris. Maréchal, dans le commencement de ses études, eut beaucoup de peine à surmonter sa répugnance pour la dissection; mais quand cette susceptibilité nerveuse fut calmée il avança fort vite, et grâce à une intelligence d'élite servie par

(1) Bricheteau a publié :

Dissertation analytique sur l'hydropisie aiguë des ventricules du cerveau chez les enfants. Thèse de Paris, 1814.

Précis analytique du croup. Paris, 1826.

De la compressionet de son usage dans l'ascite. — Cliniques médicales de l'hôpital Necker. Paris, 1835.

Traité sur les maladies chroniques qui ont leur siège dans les organes de l'appareil respiratoire. (Ce bel ouvrage exigea vingt ans de travail.)

Divers articles dans le Dictionnaire des sciences médicales, plusieurs mémoires, etc.

un travail opiniâtre il devint bientôt un chirurgien de premier ordre.

Reçu docteur en 1828, sa thèse portait pour titre : Recherches sur quelques altérations qui se développent au sein des principaux viscères à la suite des blessures ou des opérations. En 1829 il fut reçu au concours du Bureau central et, en 1831, choisi par l'administration pour remplir la place de chirurgien de l'hôpital Necker. Hardi et heureux dans ses opérations, doué d'un diagnostic sûr et d'une grande adresse, il savait y joindre du sangfroid, sans jamais se départir de cette aménité qui le faisait chérir de ses malades comme de ses amis. Usé par le travail, il mourut jeune. Le 4 janvier 1832, ayant eu quelques étourdissements, Maréchal se fit saigner. La saignée n'offrit rien d'insolite, mais le lendemain la plaie devint douloureuse ; néanmoins il ne voulut rien changer à ses habitudes. Le 10 janvier un phlegmon apparut sur la main du côté opposé, et malgré les soins et la science de Roux et de Cruveilhier le malade succomba le 20 janvier 1832, âgé de 32 ans.

D'un extérieur agréable, d'un caractère ferme et sûr, Maréchal n'a rien laissé que sa thèse, tout son temps avait été pris par les concours. La vie lui a manqué au moment où il allait recueillir le fruit de son travail et prendre un rang distingué parmi les chirurgiens français.

Bérard (Auguste) trouva dans son frére en entrant dans la carrière médicale, l'ami le plus tendre, le maître le plus zélé que l'on pût désirer. A. Bérard était capable de profiter des exemples et des leçons, il suivit son frère, assistant à ses triomphes, apprenant à les remporter à son tour.

Pendant le cours de ses études, A. Bérard s'était fait remarquer par ses succès. Interne des hôpitaux, trois fois lauréat de l'Ecole pratique, aide d'anatomie et prosecteur, et possédant toutes les ressources que le travail peut ajouter à d'heureuses dispositions naturelles, ses connaissances pratiques, solides, étendues, étaient complétées par une érudition qui mettait à son service toutes les observations des auteurs et par un jugement exercé à utiliser les matériaux que lui fournissait une mémoire si riche.

Reçu docteur en 1829, dans sa thèse sur la luxation spontanée de l'occipital sur l'atlas et de l'atlas sur l'axis, après avoir expliqué par des différences anatomiques la disposition des deux premières vertèbres à des affections si communes dans les membres, mais si rares dans le reste de la colonne vertébrale, s'appuyant sur quelques travaux étrangers et sur quelques observations connues en France, il trace l'histoire complète de cette maladie, alors si souvent méconnue, dont il n'était pas même question dans les traités dogmatiques de chirurgie.

Nommé agrégé en 1830, après cinq concours contre des gens tels que Gerdy, Sanson, Blandin, Velpeau, etc., il obtint la chaire de clinique chirurgicale que la mort de Sanson avait laissée vacante.

Un des premiers, Bérard fit l'application des appareils inamovibles dans la chirurgie civile, il avait même inventé un appareil, mais il l'abandonna quand les travaux de Seutin et de Velpeau lui montrèrent les avantages de l'appareil dextriné.

Ce qui caractérisait Bérard, c'est un esprit droit et une logique sévère; dans ses leçons il évitait les détails, avait une grande précision de termes, un style pur et facile, et sa méthode de raisonnement était toujours d'une clarté et d'une exactitude extrêmes.

Bienveillant et affable, il fut universellement regretté quand il mourut, en 1846, d'un cancer à l'estomac (1).

Successivement nommé au concours aide d'anatomie, prosecteur, agrégé de la Faculté de médecine et chirurgien des hôpitaux, Adolphe Lenoir (2) fit, pendant plusieurs années, un cours d'anatomie et de médecine

(1) Berard a laissé: De la luxation spontanée de l'occipital sur l'atlas et de l'atlas sur l'axis. Thèse de Paris, 1829. — Des causes qui retardent ou empêchent la consolidation des fractures et des moyens, etc. — Mémoire sur l'appareil inamovible dans le traitement des fractures. — Mémoire sur l'emploi de l'eau froide comme antiphlogistique dans le traitement des maladies chirurgicales. — Mémoire sur le rapport qui existe entre la direction des conduits nourriciers des os longs et l'ordre suivant lequel les épiphyses se soudent. — Du diagnostic dans les maladies chirurgicales. — Mémoire sur le traitement des tumeurs érectiles. — Diagnostic différentiel des tumeurs du sein. — Compendium de chirurgie pratique (les huit premières livraisons). — Collaborateur du Dictionnaire en 30 volumes, auquel il donna un grand nombre d'articles d'anatomie, de chirurgie, Bassin, Bec-de-lièvre, Bras, Carie, etc., etc. — De nombreux mémoires dans les journaux médicaux. — Plusieurs rapports à l'Académie de médecine.

(2) Lenoir (Adolphe), né à Meaux (Seine-et-Marne) en 1802, mort en 1860. Interne en 1828 (obtint la 1re place). Docteur en

opératoire. Ces cours étaient fort suivis, car ils ne consistaient pas seulement dans l'exposé des procédés opératoires, mais surtout dans l'appréciation de leur valeur, dans l'indication des cas où ils devaient être adoptés.

Intelligence fine, cultivée et pleine de charme, Lenoir avait une véritable passion pour la vérité et pour la justice. Cela l'entraîna dans de sérieuses polémiques, mais s'il fut un peu sévère dans ses appréciations et assez vif avec ses adversaires, il n'eut jamais d'autre mobile qu'une conviction profonde.

Chirurgien sage et honnête, d'un talent qui s'appuyait sur la connaissance parfaite de l'anatomie, peu soucieux de chercher la clientèle ou la renommée, Lenoir montrait de l'éloignement pour la chirurgie d'aventure; opérateur habile, il était moins préoccupé de faire prévaloir la nouveauté d'une opération que d'en reconnaître les indications et d'en vaincre les dangers.

La génération actuelle a peu connu Hervez de Chégoin, et paraît-il, on a généralement mal jugé cette personnalité qui appartenait à un autre âge. Né en 1791 à Antrain (Vienne), ce vénérable docteur avait connu la médecine à une époque où cette science était encore

1833, chirurgien des hôpitaux et agrégé en 1837. Suppléa Sanson à la Pitié.

Principaux ouvrages : Modifications proposées au procédé de Delpech pour la désarticulation de la cuisse. Nouveau procédé d'amputation de la jambe. Manuel de préparations anatomiques. Quels sont les lieux et quels sont les cas où il convient d'amputer la jambe, 1835. De la bronchotomie, 1840.

assez limitée pour que toutes les parties pussent être en même temps cultivées. Médecin et chirurgien, membre de la Société médicale des hôpitaux, et de la Société de chirurgie, membre de l'Académie des sciences, ses travaux n'ont pas attiré toute l'attention qu'il eût désiré. Mais on lui doit d'avoir créé la dénomination du rhumatisme cérébral et d'avoir imprimé sur cette maladie le cachet de son observation judicieuse et exacte.

Bon, affable, mais ne parlant guère à cause d'un bégaiement prononcé, il soignait le pauvre et le riche, et poussait le désintéressement au point de ne jamais demander d'honoraires.

Hervez de Chégoin est mort en 1877, âgé de 86 ans.

Praticien consommé, observateur attentif, J. Brice de Larroque (1) remplit avec succès, pendant 15 ans, les fonctions de médecin de l'hôpital Necker. Attaché à la pratique, il n'écrivit pas beaucoup, mais les ouvrages qu'il a laissés sont empreints d'une vérité d'observation et d'une clarté de détails remarquables. Ses princi- ouvrages sont : Traité des hémorrhoïdes. De quelques maladies abdominales, simulant, provoquant, et entretenant les maladies de poitrine, 1831. Traité de la fièvre typhoïde. Paris, 1847, 2 volumes in-8°.

Ce dernier ouvrage fut couronné par la société médicale de Toulouse.

(1) De Larroque (J. Brice), né à Salies (Basses-Pyrénées) en 1783. Docteur en 1810, médecin de l'hôpital Necker en 1831. Mort le 15 février 1858.

Natalis Guillot (1). Une figure sympathique. Franc, loyal, aimable, toujours prêt à rendre service plein de bonté et de charité pour les malades, de dévouement pour les élèves, tel était Natalis Guillot.

Intelligence vive, élevée, esprit sagace, chercheur infatigable, aimant la science pour elle-même et non pour ce qu'elle peut rapporter, Natalis Guillot, par ses brillants concours et ses travaux nombreux et toujours originaux, avait conquis une place très distinguée parmi les médecins et parmi les savants. Aussi la Faculté de médecine de Paris, qui l'avait vu à l'œuvre, se l'attachait-elle en lui donnant une chaire de professeur.

Natalis Guillot était né à Paris, en 1804 ; reçu docteur en 1828, il vécut toujours d'une existence modeste et indépendante que sa situation lui assurait. Agrégé en 1831, médecin des hôpitaux en 1837, il s'était fait

(1) Ouvrages publiés par Natalis Guillot :

Thèse sur le cerveau. 1828.

Recherches sur la membrane muqueuse digestive dans l'état sain et l'état pathologique. 1837.

Mémoire sur les phénomènes anatomiques que produit le développement de la matière tuberculeuse autour des articulations des membres et des os. 1833.

Recherches sur la structure du foie des animaux mammifères et de l'homme. 1844.

Sur un réservoir particulier que présente l'appareil circulatoire des raies. 1845.

Mémoire sur l'appareil de la respiration des oiseaux. 1886.

Exp. anat. de l'organisation des centres nerveux dans les quatre classes d'animaux vertébrés. 1844. (Couronné par l'Académie des sciences de Bruxelles.)

La lésion, la maladie. 1851.

connaître parmi tous ses compétiteurs par son élocution facile et claire ; en 1852, il combattit avec éclat au dernier concours pour le professorat. Il fut vaincu, mais en 1855, la chaire de clinique interne, devenue vacante, lui fut accordée pour le récompenser de ses savants et nombreux travaux, et son dévouement pendant le choléra lui attira la croix d'officier de la Légion d'honneur.

Très aimé de la jeunesse des écoles et le lui rendant bien, Natalis Guillot consacra sa vie à l'enseignement et au travail ; il s'était toujours occupé des sciences zoologiques et l'étude de l'anatomie comparée lui fournit souvent des faits intéressants et nouveaux pour la pathologie humaine. C'est surtout dans son travail sur le cerveau des quatre classes d'animaux vertébrés, et sur le réservoir de l'appareil vasculaire des raies, et sur l'appareil de respiration des oiseaux qu'il développa son talent descriptif et ses connaissances en histoire naturelle.

En résumé, la carrière de Natalis Guillot a été remplie par de nombreuses recherches toutes marquées par quelque idée nouvelle et par des vues originales.

Monneret (1) n'était pas un de ces hommes prédestinés par leurs qualités ou par leurs défauts aux honneurs périlleux de la célébrité, il ne les cherchait pas et, pour rien au monde, il n'eût consenti à l'acquérir au prix

(1) Monneret, Jules-Auguste-Édouard, né à Paris en 1810, mort le 14 septembre, 1868. Médecin militaire à 21 ans, doc-

d'un fâcheux compromis avec les principes traditionnels de l'honorabilité et de la dignité professionnelle ; il marcha toujours dans la voie droite, la plus sûre et la seule d'ailleurs qui soit compatible avec la paix de la conscience et la dignité de la vie.

D'un aspect froid, l'air un peu railleur qui lui était habituel déconcertait souvent ceux qui le voyaient pour la première fois, mais il suffisait d'être simple et juste pour s'attirer l'estime de cette nature ombrageuse et défiante.

Portant haut le sentiment de sa valeur personnelle et de la dignité du médecin, il savait au besoin en imposer le respect aux grands personnages avec lesquels sa réputation légitimement acquise le mettait en contact comme médecin consultant.

Pas novateur, pas trouveur, mais consciencieux, on a dit de lui qu'il fut une copie d'Andral, son maître, copie excellente, mais inférieure à l'original.

teur de la Faculté de médecine de Paris en 1833, agrégé en 1838 et médecin des hôpitaux en 1840. Professeur de pathologie interne. — Élève d'Andral.

Monneret a laissé : Des épidermes en général, 1883, in-4.

Traité d'hygiène ou règle de la conservation de la santé, 1837, in-8.

Hygiène du forestier, du jardinier, du tailleur, 1838-1849.

Principes hygiéniques, 1842.

Recherches cliniques sur quelques maladies du foie, 1849.

Etude sur les bruits cardiaques et vasculaires, 1850.

Précis d'hygiène, 1853.

Traité de Pathologie générale, 1857-1860.

Traité de Pathologie interne, 1864-1866.

Esprit ferme, indépendant, toujours prêt à sacrifier ses intérêts à son devoir, Monneret avait un culte véritable pour le professorat, et avant d'être professeur de pathologie interne, il avait attiré pendant dix ans de nombreux éléves à ses cours libres.

Ses titres principaux sont : le Compendium de médecine pratique dont il fut le principal auteur, le Traité de pathologie générale, et son Traité de pathologie interne.

Dans ce dernier, livre, il attaqua vivement les théories de Ricord et cela lui a été reproché depuis (1).

Civiale (Jean), né à Salilhès en 1792, près Aurillac (Cantal), mort à Paris, 15 juin 1867.

Après des études élémentaires incomplètes, Civiale vint à Paris étudier la médecine. Il était externe dans le service de Dupuytren, quand il entendit une leçon de Marjolin, sur les instruments de Gruithuisen, pour perforer la pierre dans la vessie. Cela lui donna l'idée de chercher à la dissoudre, mais il y renonça bientôt et inventa un instrument destiné à saisir la pierre et muni d'un stylet qui devait la briser. Cette découverte fut revendiquée par Leroy (d'Etiolles). La discussion fut chaude, et les avis sont encore partagés. Cependant l'opinion qui tend à prévaloir est celle-ci, Gruithuisen, pour les uns, Fournier de Lembdes, pour les autres, a le premier inventé des instruments destinés à aller briser ou broyer

(1) Il était d'une très grande susceptibilité, et s'étant vu préférer Roger par l'Académie de médecine, il refusa depuis de se représenter.

les pierres dans la vessie. Leroy (d'Etiolles) a perfectionné l'instrument et en a rendu l'usage moins pénible, et Civiale eut le premier l'avantage d'opérer sur le vivant. Cette opération se fit le 13 février 1824, en présence d'une commission de l'Académie des sciences et d'un grand nombre de chirurgiens de Paris.

La même année, Percy et Chaussier lurent à l'Institut un rapport favorable sur le procédé mis en usage par le Dr Civiale, et l'Académie des sciences lui décerna deux prix, l'un de 6,000 francs, en 1826, l'autre, de 10,000 francs, en 1827. Depuis cette époque, jusqu'à la fin de sa vie, Civiale s'occupa de perfectionner ses instruments et ses procédés opératoires.

L'administration mit à sa disposion 12 lits en 1829 à l'hôpital Necker, et là il s'appliqua à faire connaître ses procédés. Professeur médiocre, mais spécialiste hors ligne et d'une habileté opératoire remarquable, Civiale acquit une immense réputation et une fortune colossale. Vivement attaqué et par ses concurrents et par des chirurgiens des hôpitaux, accusé de faire écrire sous son nom, il se défendit avec énergie, mais il manqua souvent de retenue et de justice, et ses ouvrages sont remplis d'invectives et d'insinuations malveillantes.

Quoiqu'il en soit, pendant son séjour à l'hôpital Necker, il s'acquitta de ses fonctions au double bénéfice de ses malades et de sa réputation. A sa mort, il fit même accepter à l'Assistance publique un legs de 39.000 francs pour assurer la pérennité de ce service, qui existe toujours, salle Saint-Vincent. Au-dessus de la porte d'entrée se trouve une plaque en marbre qui rappelle la générosité du donateur. A côté de cette salle on voit le musée, également fondé par Civiale. Ce musée que l'on va transférer à l'extrémité sud de l'hôpital, contient un grand nombre de calculs ainsi que les instruments divers qui servent à les extraire. Un catalogue complet publié après la mort de Cirviale donne les indications nécessaires pour se reconnaître au milieu de ces nombreuses pièces. Civiale (1) a légué une rente de 300 francs pour l'interne ou l'externe qui serait chargé du soin de la conservation du musée.

Civiale mourut à Paris, le 15 juin 1867, au troisième jour, d'une fièvre intermittente pernicieuse, compliquée d'engorgement pulmonaire. Cette fièvre aurait été contractée en pêchant pendant plusieurs heures sur les bords d'un étang, dans sa propriété à Gaches.

Bouley. Un méconnu. Timide, fuyant les discussions, gardant un silence absolu quand il avait devant

(1) Les ouvrages suivants ont été publiés par Civiale :

1° Lettres sur la lithotritie ou broiement de la pierre dans la vessie. Paris, 1827-1848.

2° Discussion sur la taille et la lithotritie qui a eu lieu à l'Académie royale de médecine en 1847.

3° Traité de l'affection calculeuse, 1838.

Parallèle des diverses méthodes employées pour guérir les calculeux, 1836.

4° Du traitement médical et préservatif de la pierre et de la gravelle, 1840.

5° Traité pratique et historique de la lithotritie, 1847.

6° De l'uréthrotomie, 1849.

7° Traité pratique sur les organes génito-urinaires, 1858-1860.

lui un adversaire scientifique. Ce savant universel à la manière des maîtres d'autrefois, ne fut pas apprécié suivant son mérite. Sachant et connaissant tout, d'une érudition générale, ayant cultivé les lettres et lisant dans leur langue, les auteurs hébreux, sanscrits grecs, latins, allemands et anglais, possédant les mathématiques, la philosophie, l'archéologie, l'histoire, la musique, la peinture, la chimie et l'histoire naturelle, Bouley était une encyclopédie vivante.

Faisant peu de clientèle, il vivait au milieu de ses livres, dans une maison que M. Blanche lui avait fait bâtir dans l'établissement qu'il dirigeait. D'une mémoire prodigieuse, c'était un théoricien de première ligne, et dans la pratique, son coup d'œil était sûr et ne le trompait pas. Sa thérapeutique était vigoureuse mais juste, partant efficace.

Grand lecteur, érudit peu commun, il remontait aux sources, mais s'il était d'une rare énergie pour l'étude, il manquait d'entrain pour l'action; son grand traité de pathologie générale, resta toujours à l'état de projet malgré les notes qu'il avait recueillies, et aux encouragements, il répondait toujours que le microscope avait tout changé et qu'il n'était pas histologiste.

Très peu connu, mais admiré et estimé par ceux qui l'approchaient, Bouley vivait dans l'étude et le travail, et cette existence retirée et sédentaire, lui amena la goutte. Le 30 septembre 1867 après quelques jours d'anurie, provoquée par un petit calcul siégeant dans le rein droit, il fut enlevé à ses élèves qui étaient tous ses admirateurs et ses amis.

SERVICE MÉDICAL DE L'HÔPITAL NECKER DEPUIS LA FONDATION.

1778.	Méd. :	Galatin.		
1780.	Méd. :	Doublet. Thieri de Bussy, méd. cons.	Chir. :	De Lézé. Brasdor, chirurg. cons.
1783.	Méd. :	Delaplanche.	Chir. :	De Lézé. Brasdor, chirurg. cons.
1787.	Méd. :	Beauvais Despréaux		Maret, chirur. en chef.
1803.	Méd. :	C. Mongenot.		Maret, chirur. en chef. Nicod, él. en chir.
1809.	Méd. :	Mongenot.	Chir. :	Petitbeau.
1811.	Méd. :	Mongenot.	Chir. :	Petitbeau, chir. en chef. Baffos, chir. adjoint.
1814.	Méd. :	Mongenot.	Chir. :	Baffos.
1816.	Méd. :	Laennec.	Chir. :	Baffos.
1824.	Méd. :	Honoré.	Chir. :	Baffos.
1831.	Méd. :	De Bricheteau (*sic*). De la Roque.	Chir. :	Maréchal.
1832.	Méd. :	Bricheteau. De la Roque.	Chir. :	Laugier.
1836.	Méd. :	Bricheteau. De la Roque.	Chir. :	Bérard jeune.
1839.	Méd. :	Bricheteau. De la Roque. Trousseau.	Chir. :	Bérard jeune.

1843.	Méd. :	Bricheteau. De la Roque. Trousseau.	Chir. :	Lenoir.
1846.	Méd. :	Bricheteau. Hervez de Chégoin. Trousseau. De la Roque (honoraire jusqu'en 1856).	Chir. :	Lenoir.
1848-1850.	Méd. :	Bricheteau. Hervez de Chégoin. Horteloup.	Chir. :	Lenoir.
1851.	Méd. :	Bricheteau. Hervez de Chégoin. Guillot (Natalis).	Chir. :	Lenoir.
1855.	Méd. :	Guillot (Natalis). Vernois. Monneret.	Chir. :	Lenoir. Civiale.
1856.	Méd. :	Guillot (Natalis). Vernois. Monneret. Bouley.	Chir. :	Lenoir. Civiale.
1861.	Méd. :	Guillot (Natalis). Vernois. Monneret. Bouley. Bricheteau, méd. hon.	Chir. :	Morel-Lavallée. Civiale.
1862.	Méd. :	Vernois. Bouley. Delpech. Lasègue.	Chir. :	Civiale. Désormeaux.
1866.	Méd. :	Bouley. Delpech. Lasègue. Potain.	Chir. :	Civiale. Désormeaux.

1868.	Méd. : Delpech. Lasègue. Potain. Woillez.	Chir. : Désormeaux. Guyon.
1869.	Méd. : Delpech. Lasègue. Potain. Laboulbène.	Chir. : Désormeaux. Guyon.
1870.	Méd. : Delpech. Potain. Laboulbène. Chauffard.	Chir. : Désormeaux. Guyon.
1876.	Méd. : Delpech. Potain. Chauffard. Hardy.	Chir. : Désormeaux. Guyon.
1877.	Méd. : Delpech. Potain. Chauffard. Blachez.	Chir. : Désormeaux. Guyon.
1878.	Méd. : Delpech. Potain. Chauffard. Blachez.	Chir. : Broca. Guyon.
1879.	Méd. : Delpech. Potain. Blachez. Olivier.	Chir. : Broca. Guyon.
1881.	Méd. : Potain. Blachez. Rigal. Grancher.	Chir. : Trélat. Guyon.
188 .	Méd. : Potain. Rigal. Grancher. Rendu.	Chir. : Le Fort. Guyon.

PIÈCES ANNEXÉES

Pièce I. — Extraits du rapport des commissaires chargés par l'Académie de l'examen du projet d'un nouvel Hôtel-Dieu.

« On en a couché même sur les ciels de lits, suivant le té« moignage irréprochable d'un médecin de l'Hôtel-Dieu. » (M. Cochu.)

« Un malade arrivant est placé dans le lit d'un galeux qui « vient de mourir. » (Page 39.)

« La gale est presque générale et elle est perpétuelle à « l'Hôtel-Dieu qui est une source inépuisable, d'où cette ma« ladie se répand dans Paris. » (Page 39.)

« Mais si l'on pense que l'on a six hommes ou huit enfants « (varioleux) dans le même lit, salle Saint-François. » (P. 40).

« Les femmes variolées, salle Sainte-Monique, sont mêlées « avec les fébricitantes. » (Page 40.)

« Les fous sont auprès des blessés. » (Page 40.)

« Les opérations se font dans la salle. (Page 43.) Quatre « femmes accouchées sont dans le même lit. (Page 44.) « .... des vapeurs sensibles à l'œil et que l'on peut écarter et « diviser avec la main. » (page 45.)

« L'air est encore humide à cause du linge que l'on fait sé« cher dans les salles. »

Pièce II. — Tenon, Mémoire sur les hôpitaux.

« On voit une vapeur humide qui donne du corps à l'air, en « le traversant on le voit se fendre et se reculer. » (Préface page XXIV.)

« Les femmes en couches meurent 1 sur 15; ailleurs « 1 sur 100. »

« Les malades sont... deux ou trois à la tête et deux ou « trois aux pieds.» (Page 153.)

« Le lit avait trois pieds quatre pouces, on ne pouvait re- « muer. (Page 164.)

« Dans la salle Saint-Paul, il n'y avait pas besoin de poêle « tant il fait chaud, l'été chaleur épouvantable et séjour im- « possible,... et la plume des oreillers est gâtée. » (Page 168.)

.... « Et l'odeur infecte des matières fécales. »

« Dans la salle Saint-Joseph et des accouchées (ces deux « salles n'en font qu'une) à quatre malades par lit, il y a une « toise cube et demie. »

« Salle Saint-Landry à six malades par lit quatre cinquièmes « de toise cube.

« Les enragés sont avec les fous, s'il n'y a pas de place avec « les fiévreux. » (Page 204.)

« Toute création d'asile quelconque doit être considérée « comme un bienfait. »

« Ce serait un phénomène qu'un trépané qui guérirait dans « cette maison. » (Page 226.)

« Aussi en 1746 l'épidémie fut si forte sur les femmes en « couche qu'il en échappait à peine 1 sur 20. »

Pièce III. — (Archives nationales, F^{15}, 397.)

J'ai dépensé depuis le 27 juin jusqu'au 16 septembre pour neuf sœurs, un portier, un jardinier et deux domestiques que j'ai entretenus à l'hospice afin de tout préparer pour la réception des malades...........	287 l.
J'ai dépensé pour différents voyages de Saint-Denis à Paris, par les sœurs et dans	
	287 l.

Report.	287 l.	
tous les autres endroits où je faisais faire des emplettes et pour le port des paquets.	93 l.	4 s.
J'ai fait une provision en vin, en bois et en miel qui m'a coûté..................	2.500 l.	
Les dépenses du mois de septembre pour 14 personnes de service, les malades n'ayant été pris que le 27 de ce mois-là et la dépense des malades pendant trois jours s'est montée à............................	506 l.	15 s.
Sur quoi il se trouve une dépense de 83 l. 10 s. pour le linge que je venais de faire et que j'ai été obligée de faire blanchir avant de le donner aux malades.		
La dépense des malades du mois d'octobre monte à............................	1.643 l.	5 s.
La dépense du mois de novembre compris différents ouvriers et différentes emplettes premières que j'ai été obligée de faire se monte à............................	3.340 l.	14 s.
La dépense du mois de décembre est de	1.706 l.	5 s.
Total de la fin de l'année 1778.	10.097 l.	3 s.
Le compte continue jusqu'en août 1779 et fait un total de............................	42.124 l.	
J'ai reçu en 12 paiements égaux à compter du 1er septembre 1778 au 1er août 1779, 3.500 livres qui donnent un total de............	42.000 l.	

La dépense dépasse la recette de 125 l. qui viennent d'un mémoire de plats d'étain et de tuyaux de poêle.

Pièce IV. — (Archives nationales, F^{15}, 397.)

Au porteur, 42,000 livres. Exercice 1778

Il est ordonné... de payer comptant au porteur la somme de 42.000 l. que j'ai accordée annuellement à compter du 1er septembre 1778 pour être employée a l'entretien du nouvel hospice de charité dont j'ai ordonné l'établissement dans ma ville de Paris et rapportant la présente seulement sans endossement ni quittance ladite somme de 42.000 l. sus-employée.

Fait à Versailles, le 13 septembre 1778.

Pièce V. — (Archives nationales, F^{15}, 397.)

42,000 livres. Exercice 1791.

Il est ordonné... 42.000 l. laquelle sera par lui délivrée à la sœur Braujon supérieure de l'hospice de Charité de cette ville pour l'année 1791, du secours de pareille somme que j'ai accordée annuellement par ma décision du 5 septembre 1778 pour l'entretien dudit hospice dont j'ai ordonné l'établissement dans le faubourg Saint-Germain de cette ville.

Pièce VI. — (Archives nationales, F^{15}, 397.)

11, Exercice 1791.

Il est ordonné... 11.400 l. laquelle sera par lui délivrée à la sœur Braujon supérieure de l'hospice de Charité de cette ville pour l'année 1791 du secours de pareille somme qui a été accordée audit hospice, pour lui tenir lieu de l'exemption des droits d'entrée.

13 février 1791.

Pièce VII. — (Archives nationales, F^{15}, 245.)

Etude du bail passé entre le curé de Saint-Sulpice et M. Montgolfier pour la location de l'immeuble des bénédictines de Notre-Dame-de-Liesse.

Pièce VIII. — (Archives nationales, F[19], 245.)

Copie du bail pour le loyer de l'établissement des bénédictines de Notre-Dame-de-Liesse.

A tous ceux qui ces présentes lettres verront, Anne Gabriel Henri Bernard de Boulainvilliers, seigneur de Passy, Glisolles, Vreigne, Saint-Aubin et autres lieux, prévôt de la ville, prévôté et vicomté de Paris, conservateur des privilèges royaux de l'université de la même ville. Salut. Scavoir faisons que par devant M. Jacques-Claude Perron et Jean-Pierre Dosne, conseillers du roi, notaires du Châtelet de Paris, soussignés, fut présent S.-Jacques Mongolfier, négociant à Paris, y demeurant, première cour de l'archevêché paroisse Sainte-Marine en la cité, nommé par Monseigneur l'archevêque de Paris, en exécution de l'arrêt du Conseil d'État du roi du 8 mai dernier, économe pour régir et administrer les biens du monastère de Notre-Dame-de-Liesse situé à Paris, rue et hors-barrière de *Sève*.

Lequel en cette qualité a donné à loyer et fait bail à prix d'argent pour neuf années entières et consécutives qui ont commencé du 1er juin dernier et promet pendant ledit temps faire jouir à messire Jean-Joseph Faydit dit de Tersac, prêtre curé de la cure en église paroissiale de Saint-Sulpice de cette ville, y demeurant en sa maison curiale, à ce présent et acceptant, preneur et retenant pour lui audit titre pendant ledit temps tous les bâtiments, jardins et dépendances composant ledit monastère de Notre-Dame-de-Liesse ainsi que le tout se poursuit et comporte, sans par ledit M. Montgolfier en ladite qualité, en faire aucune exception ni réserve, desquels lieux ledit sieur preneur a déclaré n'avoir besoin de plus ample désignation les connaissant parfaitement.

Pour par ledit sieur curé de Saint-Sulpice jouir desdits lieux audit titre de loyer pendant lesdites neuf années.

Le présent bail est fait moyennant le prix et somme de

3.600 livres, pour et par chacune des neuf années que edit sieur curé de Saint-Sulpice promet et s'oblige à payer au sieur Montgolfier en sa demeure en cette ville ou au porteur en quatre payements égaux aux quatre termes de l'an ordinaires et accoutumés dans les trois premiers mois avec la portion à compter dudit jour, premier juin dernier écheoiront et le payement s'en fera le premier octobre prochain, les seconds trois mois, le premier janvier suivant et ainsi continuer de terme en terme et d'année à autre jusqu'en fin du présent bail qui est fait en outre aux charges, clauses et conditions suivantes que ledit sieur curé de Saint-Sulpice promet et s'oblige à exécuter et accomplir, sans pour ce pouvoir prétendre aucune diminution dudit loyer, dépens, dommages ni intérêts. C'est à scavoir : d'entretenir les lieux sous loués de toutes menues réparations locatives suivant l'usage, souffrir faire les grosses s'il en convient faire, satisfaire aux charges de ville et de police dont les locataires sont ordinairement tenus sans pouvoir pendant la durée du présent bail céder ni transporter son droit à icelui à personne quelconque, sans le consentement exprès et par écrit du sieur Montgolfier auquel mondit sieur de Tersac fournira incessamment à ses frais la présente grosse.

Comme le présent bail est fait sous la condition expresse et non autrement que si les bâtiments et dépendances composant ledit monastère, présentement loués étaient vendus pendant le cours d'icelui, par suite du décret de suppression dudit monastère, le *présent bail sera et demeurera résilié* à compter de l'époque de jouissance fixée par le contrat qui contiendra ladite vente ou *par la sentence* qui en ferait l'adjudication si elle était faite en justice sans pouvoir par M. D... sieur curé de Saint-Sulpice exiger dans ce cas aucune indemnité pour raison de la vérification des présentes, ainsi que s'y soumet mondit sieur curé de Saint-Sulpice qui reconnaît que sans cette condition le bail desdits bâtiments et dépendances ne lui a pas été fait.

Ledit sieur Montgolfier reconnaît que ledit sieur Curé de Saint-Sulpice lui a payé la somme de trois mille six-cents livres pour une année d'avance desdits loyers, laquelle somme de convention entre les parties ne sera imputée que sur les dernières années de jouissance du présent bail, de manière que l'ordre des paiements ci-devant établi ne sera aucunement dérangé et interverti.

Ledit sieur curé de Saint-Sulpice reconnaît avoir été mis en possession de tous les vases sacrés, de l'église du monastère, de la clef du tabernacle de l'autel de la même église, ensemble de six registres de sépulture dudit monastère par le procès-verbal de description privée et estimation des meubles et effets, titres et papiers dudit monastère fait par M. Morin Du Marais, chanoine de l'église de Paris et commissaire en cette partie.

Et par ces mêmes présentes ledit sieur Montgolfier audit nom a fait bail et donné à loyer audit sieur curé de Saint-Sulpice, ce acceptant pareillement pour neuf années consécutives qui ont commencé audit jour premier juin dernier, tous les meubles et effets mobiliers et argenterie qui se sont trouvés dans ledit monastère et garnissant les lieux en dépendants compris, détaillés et estimés par le procès-verbal de M. *Morin Du Marais*, commissaire en cette partie, *en datte* (sic) *au commencement du six mai de la présente année*, desquels meubles et effets mobiliers et argenterie mondit sieur curé de Saint-Sulpice reconnaît être en possession par la remise et tradition qui lui en a été faite sans déplacement dès ledit jour premier juin dernier et d'après le recolement qu'il en a fait faire en sa présence sur le procès-verbal ci-devant énoncé dont il reconnaît avoir une expédition.

Pour par le curé de Saint-Sulpice jouir et user desdits meubles et effets mobiliers et argenterie comme il convient et les rendre en bon état eu égard à l'usage qu'ils auront fait.

Le présent bail est fait moyennant le prix et somme de six cents livres pour une et par chacune desdites neuf années que ledit curé de Saint-Sulpice promet et s'oblige de payer audit sieur Montgolfier, en sa demeure à Paris ou au porteur, par chacun an, en un seul payement au jour et fête de saint Jean, dont la première année avec la portion de temps à compter du premier juin dernier échoiera et le payement s'en fera à la saint Jean de l'année prochaine, le second paiement s'en fera à pareil jour de l'année suivante et ainsi continuer jusqu'en fin du présent bail qui est fait en outre sous la condition que si la vente desdits meubles était ordonnée avant la fin du présent bail, alors il serait et demeurerait résilié à compter du jour que la vente desdits meubles serait convenue et arrêtée sans que pour raison de ce, mondit sieur curé de Saint-Sulpice puisse prétendre aucune indemnité ni puisse se dispenser de payer ce qui serait échu de loyer desdits meubles au jour que la vente en serait commencée, le tout de convention expresse ainsi que le reconnait mondit curé de Saint-Sulpice.

Reconnaît ledit sieur Montgolfier audit nom que le sieur curé de Saint-Sulpice lui a présentement payé et remis par forme de dépôt en espèces sonnantes ayant cours, la somme de *dix mille livres*, pour tenir lieu de la valeur desdits meubles et effets et argenterie de laquelle somme ledit sieur Montgolfier se charge en sa qualité d'économe, pour être par lui employée au fait de sa mission, et il en sera tenu compte et fait raison audit sieur curé de Saint-Sulpice, soit lors de sa remise qu'il fera desdits effets, soit sur la rente d'iceux, laquelle n'étant pas suffisante, soit aussy sur la vente des batimens, terrains, et autres immeubles, si elle a lieu par la suite. Ledit sieur Montgolfier, d'après la proposition faite par ledit sieur curé de Saint-Sulpice, consent de retenir par ses mains et en déduction de ladite somme de dix mille livres, celle de six cents livres annuellement pour le loyer desdits meubles, sans que cette convention ni le dépôt de ladite somme de dix mille livres puisse empêcher ledit curé de Saint-Sulpice de payer aux époques ci-devant fixées le loyer des batiments et dépendances dudit monastère.

A l'égard des vases sacrés remis audit sieur curé de Saint-Sulpice par le procès-verbal ci-devant énoncé, il tiendra compte et fera raison de la valeur d'iceux quand et à qui il appartiendra.

Et pour l'exécution des présentes, mondit sieur de Tersac, a élu domicile en sa demeure susdite auquel il consent la validité de tous actes et exploits de justice qui y seront faits comme véritable domicile nonobstant changement de demeure promet en outre mondit sieur de Tersac exécuter et accomplir le contenu en ces présentes sous l'obligation et hypothèque de tous ses biens, meubles et immeubles présents et à venir généralement quelconques qu'il a pour ceux soumis à toute contrainte et juridiction du Chatelet de Paris renonçant à toutes choses contraires à ces dites présentes que nous avons fait sceller par ledit Me Dosne, notaire, et qui furent faites et passées à Paris en son étude l'an mil sept cent soixante-dix-huit, le 1er juillet et ont signé. La minute des présentes demeures audit Me Dosne, notaire.

Signé PÉRON et DOSNE (avec paraphes).

PIÈCE IX. — (Archives nationales, F^{15}, 245.)

Archevêque de Paris à M. le Directeur général.

Conflans, 1er juillet 1779.

L'abbaye de Sainte-Périne de Chaillot, Monsieur, se trouve actuellement dans la situation la plus déplorable, elle manque de tout et les religieuses sont sur le point de ne plus trouver de quoi vivre. En conséquence je désirerais y réunir dès à présent les biens de Notre-Dame de Liesse, conformément à la promesse que j'ai faite à cette maison, depuis un grand nombre d'années, il est vrai que la maison de Notre-Dame de Liesse est louée, mais cette considération ne me paraît pas devoir être un obstacle à l'exécution du projet dont il s'agit parce que la réunion ne changerait rien au bail ni à sa durée.

Cependant je ne veux point rendre mon décret sans connaître préalablement vos intentions à cet égard et sans savoir si vous agréerez ce parti. Je vous prie donc de vouloir bien m'en informer et d'être persuadé que rien ne peut ajouter à l'inviolable et respectueux attachement avec lequel j'ai l'honneur d'être, Monsieur, votre très humble et très obéissant serviteur.

† Ch., Archevêque de Paris.

Pièce X. — (Archives nationales, F^{15}, 245.)

Lettre sans suscription et sans signature, doit être de Mme Necker.

M. Necker vous prie, Monsieur, de lui faire un projet de lettre pour répondre à celle de M. l'Archevêque, que je vous envoie et d'observer en même temps tous ces points ci.

Que la maison avant que j'y eusse fait travailler a été estimée environ 70.000 francs le *terrein* compris;

Que j'ai déjà donné dix mille francs sur le prix aux créanciers les plus pressants et plus de 45,000 francs en réparations;

Qu'en conséquence la maison appartiendrait au roy en entier si l'on donnait 60,000 francs à M. l'archevêque pour Sainte-Périne de Chaillot, ces soixante mille francs je pourrais les emprunter sur la maison, mais M. Necker préférerait de passer au nom du roy un bail de 20 ou 30 ans dont on appliquerait le prix à Sainte-Périne suivant l'intention de M. l'archevêque.

Je serais d'autant plus de cet avis que le bail que je vous envoie a été passé par M. le curé de Saint-Sulpice sans qu'il m'ait *consultée* et que je le crois très mal fabriqué. Je crains même qu'il ne me mette dans quelque embarras pour la dépense que j'y ai faite postérieurement et je serai *charmée* d'avoir une occasion d'en faire un nouveau où l'on pourrait insérer d'une manière plus positive la clause que toutes les augmentations faites et à faire appartiendront au roy. J'ai l'honneur de vous faire mille compliments, Monsieur.

Il faut observer que M. l'archevêque s'offrirait volontiers de passer le bail en son nom et même peut-être de donner les 60,000 francs, mais à condition qu'il serait supérieur temporel *et c'est là ce que nous voudrions éviter*, c'est pour *cela aussi que nous avons éludé les lettres patentes*.

Ce mardi, 13 juillet.

Pièce XI. — (Archives nationales, F[15], 245.)

M. le Directeur général à M. l'Archevêque de Paris.

20 juillet 1779.

Monseigneur,

Je suis infiniment sensible à l'attention que vous voulez bien avoir de me prévenir de l'intention où vous êtes de réunir les biens de Notre-Dame de Liesse à l'Abbaye de Sainte-Périne de Chaillot. Cette opération ne pourrait m'intéresser que relativement à l'hospice de charité établi dans la maison de Notre-Dame de Liesse prise à bail par M. le curé de Saint-Sulpice, mais comme vous m'assurez, Monseigneur, que la réunion ne changera rien à ce bail ni à sa durée, je dois déférer entièrement à votre sagesse et à votre sollicitude *pastoralle* sur la destination des biens dont il s'agit, je vous demande seulement de vouloir bien dans votre décret de réunion imposer si cela est possible, aux religieuses de Sainte-Périne l'obligation d'entretenir et exécuter ledit bail de M. le curé de Saint-Sulpice, j'ai même sur cela une autre idée dont je crois devoir vous faire part.

Le prix de ce bail représente l'intérêt d'un capital de 72,000 l. Cependant la maison et dépendances n'ont été estimées que 71,000 l. y compris 10,000 l. de réparations urgentes et indispensables, ce qui en réduit la valeur réelle à 61,000 l. il n'y a pas lieu de croire que jamais ces objets puissent être vendus au-delà de 60,000 l. Ce serait, selon moi, faire le bien des Religieuses de Sainte-Périne que de perpétuer un bail dont le prix excède le capital que produirait la vente. En conséquence, on pourrait lorsque la réunion sera absolument consommée, résilier le bail actuel et faire prendre par le roi les mêmes objets à bail emphitéotique pour 30 ans moyennant le prix de 3,600 l. par année. On donnerait aux religieuses toutes les sécurités convenables pour le paiement exact du loyer avec une affectation sur telle partie du revenu de sa majesté qu'on exigerait et une année toujours d'avance.

Ce bail emphitéotique réunirait ce double avantage de procurer aux religieuses de Sainte-Périne pendant une longue suite d'années le produit le plus utile de leurs propriétés et d'assurer pendant le même temps à l'hospice de charité la jouissance de son local, dans lequel il a été dépensé plus de 45,000 l. pour rendre les lieux convenables au service de cet établissement. Ces considérations me paraissent très intéressantes, je désirerais qu'elles puissent vous sembler telles et vous déterminer à concourir à l'exécution des vues que j'ai l'honneur de vous soumettre.

Je suis avec respect, Monsieur,

PIÈCE XII. — (Archives nationales, F^{15}, 245.)

Est adressée à M. le Directeur général.

(1) A M. Fieux, 24 novembre 1779.

Conflans, le 17 novembre 1779.

Je vous suis très obligé, Monsieur, des démarches que vous avez faites et de celles que vous promettez de faire encore auprès de M. l'évêque d'Autun en faveur de l'abbaye de Sainte-Périne de Chaillot; mais vous sentez qu'une pension sur un bénéfice ne pourra pas la mettre à même de payer ses dettes et que ce sera une ressource bien faible pour elle dans la situation déplorable où elle se trouve ; je pense toujours que

(1) C'est par erreur que cette lettre porte la suscription « à M. Fieux » ; elle est adressée au Diecteur général.

le moyen le plus efficace de la tirer d'embarras et de lui assurer une existence moins précaire serait d'y réunir notre Dame de Liesse; il y a longtemps que je l'ai promis aux religieuses et je n'attends que votre agrément pour réaliser ma promesse. Le bail actuel ne serait pas un obstacle, parce qu'on stipulerait qu'il aurait lieu pour tout le temps pour lequel il a été fait, ce qui n'empêcherait pas qu'on ne vendît la maison et qu'on procédât à la réunion dont il s'agit. Voilà le seul parti qui me paraisse propre à opérer un bien réel, et je désire bien vivement que les difficultés qui le suspendent soient enfin levées, d'autant plus que la chose presse et que les religieuses sont menacées tous les jours de mourir de faim.

On ne peut rien ajouter à l'inviolable et respectueux attachement, avec lequel j'ai l'honneur d'être, Monsieur, votre très humble et très obéissant serviteur.

✝ Ch., Archevêque de Paris.

PIÈCE XIII. — (Archives nationales, F[15], 245.)

M. le Directeur général à M. l'archevêque de Paris.

10 décembre 1779.

Je vois, Monseigneur, par la lettre que vous m'avez fait l'honneur de m'écrire le 17 novembre dernier que vous paraissez toujours dans l'intention de faire vendre la maison dans laquelle l'hospice de charité de la paroisse Saint-Sulpice est établi, sous la charge néanmoins que le bail fait à M. le curé de Saint-Sulpice serait exécuté.— Je ne peux que rendre hommage à vos motifs qui sont de venir au secours de l'abbaye de Sainte-Périne de Chaillot dont la situation est fâcheuse, mais en même temps permettez moi de vous représenter que cette opération me paraît s'éloigner de l'idée de justice et de charité qui vous anime.— Vous n'ignorez pas, Monseigneur, qu'il en a coûté 60,000 fr. pour rendre la maison dont il s'agit convenable à l'établissement de l'hospice, que de plus on a acheté 1,600 fr. de mobilier qui était bien au-dessous de cette valeur et dont l'usage n'était d'aucune utilité pour l'objet qu'on se proposait. Un bail de neuf ans est absolument insuffisant pour le dédommagement d'une dépense aussi considérable. Certainement on ne s'y est livré que dans l'espérance d'une longue jouissance et l'exercice rigoureux du droit de propriété vis à vis d'un locataire trop confiant me paraitraît une injustice d'autant plus flagrante que les effets en retomberaient essentiellement sur les malheureux. — L'hospice est un établissement utile aux pauvres malades qui y sont reçus ; ils y sont soignés avec tout le zèle et.... (mots illisibles) ..... plus ailleurs. — Cette œuvre de charité est portée à .... la perfection dont elle est susceptible et néanmoins ce serait la détruire que de vendre la maison où elle s'exerce, — Ceux qui achèteraient ne le feraient sans doute que pour bâtir, en supposant qu'ils entretinssent le bail il faudrait à son expiration rendre au propriétaire la jouissance de son bien, on serait alors obligé d'abandonner un établissement qui n'aurait plus de local et pour lequel il ne serait plus possible de faire la même dépense que celle qu'il a déjà occasionnée. — J'espère bien, Monseigneur, que des considérations de cette nature vous détermineront à concilier en même temps les moyens de soutenir un asile destiné aux pauvres malades et de procurer à l'abbaye de Sainte-Périne les ressources que sa situation peut exiger : je vous le demande avec la plus vive instance et vous devez être assuré que, de mon côté, je ferai tout ce qui sera en mon pouvoir pour seconder vos vues.

J'ai l'honneur d'être avec un sincère et respectueux attachement, Monseigneur,

Pièce XIV. — (Archives nationales, F[15], 245.)

Archevêque de Paris au Directeur général.

Paris, le 18 décembre 1779.

En vous proposant, Monsieur, de consentir à la vente de la maison où est établi l'hospice de Charité de la paroisse Saint-

Sulpice, j'y mettais pour condition que ce bail fait pour neuf ans tiendrait jusqu'à l'expiration de ce terme. Vous me faites l'honneur de me marquer qu'un bail de neuf ans est absolument insuffisant pour le dédommagement d'une dépense aussi considérable que celle qui a été faite pour l'hospice, mais permettez moi de vous représenter qu'il y a très longtemps que j'ai promis aux religieuses de Sainte-Périne d'unir à leur maison celle de Notre Dame de Liesse et que j'en ai pris plusieurs fois avec elles l'engagement formel. Vous n'ignorez pas d'ailleurs que cette réunion est absolument nécessaire pour les tirer de l'extrémité où elles se trouvent, aussi la question se réduit à savoir si des raisons de convenance en faveur d'un nouvel établissement doivent l'emporter sur des raisons de justice qui militent en faveur d'une maison religieuse à qui j'ai promis fort antérieurement de faire cette réunion et qui sans cela périt de besoin et de misère. Si du moins on voulait venir à son secours de quelqu'autre manière, mais on l'a flattée jusqu'à présent de vaines espérances et elle n'a plus de ressources que dans l'exécution de la parole que je lui ai donnée. Il est donc juste que je profite du seul moyen que j'ai de les secourir efficacement.

Vous le sentez vous même, Monsieur, mais vous désireriez que je conciliasse les moyens de soutenir un asile destiné aux pauvres malades et de procurer à l'abbaye de Sainte-Périne les ressources que sa situation peut exiger. — Je n'en vois pas d'autres, Monsieur, que d'acheter moi-même la maison où est l'hospice, ainsi que M. le curé de Saint-Sulpice me l'a proposé dans le temps. Par cet arrangement, il n'y aura plus lieu aux craintes auxquelles on serait exposé de la part d'un acheteur particulier et il n'y aura plus d'obstacle qui arrête la réunion; mais vous sentez aussi combien il est juste que je sois assuré de jouir sur cet hôpital de tous les droits qui sont dûs à mon siège et que j'ai énoncés dans une note que j'ai eu l'honneur de vous faire passer.

Au reste, Monsieur, la lettre cy jointe de Mme l'abbesse de

Chaillot vous fera savoir à quel excès de détresse cette maison est actuellement réduite; il serait du moins nécessaire qu'on accordât un nouvel arrêt de surséance afin que dans l'intervalle on ait le tems de savoir ce qui serait possible de faire pour arranger les choses et j'espère que vous voudrez bien donner à la maison dont il s'agit cette marque de votre protection. Cette abbaye est de nomination royale et il est juste que l'on vienne à son secours de préférence à toute autre maison religieuse.

On ne peut rien ajouter au sincère et respectueux attachement avec lequel j'ai l'honneur d'être, Monsieur, votre très humble et très obéissant serviteur.

† Ch., Archevêque de Paris,

PIÈCE XV. — (F[15], 245.)

Lettre de l'abbesse de Sainte-Périne-de-Chaillot au directeur général.

29 décembre 1779.

L'abbesse de Sainte-Périne de Chaillot prie M. le directeur général de vouloir bien répondre le plus tôt possible à une lettre que Monseigneur l'archevêque de Paris a dû lui adresser pour demander des lettres de surséance.

Signé : BAUDRON, abbesse.

PIÈCE XVI. — Lettre du Directeur général à l'Archevêque de Paris.

30 décembre 1779.

Le directeur général annonce à l'archevêque qu'il va solliciter chaleureusement des lettres de surséance pour l'abbaye de Sainte-Périne de Chaillot.

Pièce XVII. — Lettre du Directeur général à M. Amelot, secrétaire d'État.

30 décembre 1779.

M. Necker demande d'accorder les lettres de surséance pour éviter de nombreux ennuis.

Pièce XVIII. — Lettre de M. Amelot à M. Necker.

3 janvier 1880.

M. Amelot regrette beaucoup de ne pouvoir accorder les lettres de surséance, il a déjà fait un rapport un mois avant. Ce qu'il demandait n'ayant pas été accordé par le conseil, un nouveau rapport fait dans le même sens aurait le même sort; de plus il y aurait faute et injustice à donner les lettres de surséance, les créanciers de l'abbaye de Sainte Périne étant des fournisseurs exempts de droit de ces sortes de mesures.

Pièce XX. — Lettre du Directeur général à l'Archevêque.

15 janvier 1780.

Le directeur général annonce à l'archevêque le refus de M. Amelot et l'engage à donner à la communauté le conseil de vendre leurs biens en province.

Pièce XXI. — Lettre de M. Necker à l'Archevêque, sans date.

Le directeur général informe l'archevêque de l'autorisation qu'on a donnée à sa communauté de Sainte-Périne, de vendre les biens situés à Compiègne ; on n'attend plus pour vendre que le décret de l'archevêque.

Pièce XXII. — Lettre du Directeur général à l'abbesse de Sainte-Périne.

Le directeur général annonce à l'abbesse qu'il a écrit à l'archevêque et que maintenant tout dépend de ce dernier.

Pièce XXIII. — Abbesse de Sainte-Périne à M. Amelot.

13 mars 1780.

Lettre dans laquelle l'abbesse demande que l'abbaye soit considérée comme un hôpital et soit par ce fait exemptée des droits de vente qui sont trop forts étant donné le dénument de la communauté.

Signée de l'abbesse et de toutes les sœurs.

Pièce XXIV. — Directeur général à Abbesse de Sainte-Périne.

19 mars 1780.

Les hôpitaux seuls ont le droit d'aliéner sans frais, tandis que pour les communautés ce droit ne peut exister, un grand nombre de formalités interdisent catégoriquement d'entrer dans cette voie. Grands regrets de ne pouvoir obliger une communauté aussi malheureuse mais impossibilité absolue.

Pièce XXV. — Abbesse à Directeur général.

23 juin 1780.

L'abbesse se plaint que rien n'avance, par suite de la négligence de l'archevêque qui n'a pas même nommé la commission devant dresser le procès-verbal des biens à vendre. M. le directeur général est instamment prié d'écrire à l'archevêque pour activer les choses.

Pièce XXVI. — (Bibliothèque nationale. Registre de l'hospice de Charité. Extraits.)

Prix de chaque lit avec un ciel et des rideaux et le nom des ouvriers et des marchands. Ce lit n'est destiné qu'à un malade seul.

Le bois de lit à hauts piliers de 6 pieds et demi de hauteur sur six de longueur et trois pieds et demi de largeur compris l'épaisseur des bords ce qui donne trois pieds dans œuvre ; un dossier montant à hauteur du ciel.

Au dossier est attaché une tablette soutenue par deux goussets pour poser un pot à eau, un verre. Une petite planche au pied du lit, le tout en bois de chêne............ 17 l. 10 s.

Ces bois de lits ont été faits par Lormier menuisier à Saint-Denis et le bois a été acheté par la supérieure au Port-de-la-Briche.

Les tringles ont été prises aux forges de Buzancois et faconnées ainsi que les pitons et les broches qui soutiennent le ciel du lit, par Bouquet, serrurier à Saint-Denys..... 4 l.

La paillasse 3 aunes un tiers de toile à 18 sous la paille et façon .... 4 l. 10 s.

Le matelas, 21 livres de laine a 20 sous. 3 livres de crin à 17 sous, la toile à 28 sous, la façon à 25 sous, le tout a coûté........ 29 l.

Suit le détail des marchands ayant fourni les objets, la laine fut cardée par les pauvres du dépôt de Saint-Denis.

Le traversin trois quarts de coutil à 44 sous, 3 livres de plume d'oie et 30 sous, la gomme et la façon, 10 sous le tout........ 6 l. 14 s.

L'oreiller une demi-aune de coutil à 3 l. 2 sous, 2 livres et demie de plumes d'oie à 30 sous, gomme et façon, 10 sous........	5 l. 16 s.
Les deux couvertures, fabriquées à Chatillon, 10 l. 10 chacune...................	21 l.
Les rideaux de siamoise flambée, 24 aunes à 34 sous, le ciel de lit de toile bleue à 28 sous, 3 douzaines d'anneau à 5 sous, la façon et le fil 40 sous. (Les rideaux ont été coupés par la supérieure elle-même et faits par les pauvres de Saint-Denis. Tous ces objets réunis ont coûté.................	29 l.
Somme totale................	117 l. 10 s.

PIÈCE XXVII. — (Registres de l'hospice de Charité, année 1779).

Registre de l'hospice de Charité contenant les jours de l'entrée des malades, ceux de la sortie ou de la mort et le temps qu'ils sont restés dans la maison. (Année 1779).

Nos	ENTRÉES.	JUIN.	SORTIES.
701	1er juin. Resté 14 jours.	Le nommé Joseph Denis, âgé de 40 ans, fils de feu Joseph Denis et de Mathurine Grivot, charretier, rue de Vaugirard, paroisse Saint-Sulpice.	Sorti le 15 juin.
702	1er — — 25 —	La nommée Marguerite Le Tieste, 40 ans, fille de feu Guillain Le Tieste et de Guillienne Nicolasseau, ouvrière en linge, rue Ste-Marguerite, par. St-Sulpice.	Sorti le 26 juin.
703	1er — — 66 —	La nommée	Sorti le 5 août.
704	1er — — 8 —	Le nommé	Mort le 9 juin.
705	1er — — 9 —	—	Sorti le 10 juin.
706	2 — — 18 —	—	Sorti le 20 juin.
707	2 — — 28 —	—	Sorti le 30 juin.
708	2 — — 14 —	—	Sorti le 16 juin.
709	2 — — 28 —	—	Sorti le 30 juin.
710	2 — — 38 —	La nommée	Sorti le 10 juillet.
711	3 — — 6 —	Le nommé	Sorti le 9 juin.
712	3 — — 58 —	La nommée	Sorti le 31 juillet.
713	3 — — 33 —	Le nommé	Mort le 6 juillet.
714	4 — — 7 —	—	Mort le 11 juin.
715	4 — — 57 —	—	Sorti le 31 juillet.

Pièce XXVIII. — Registre de l'hospice de Charité contenant la dépense générale des drogues et médicaments.

(Année 1779).

JUIN.	DÉPENSES.	TOTAL.
L'on observera que la dépense de la pharmacie varie nécessairement avec les saisons, les mois destinés à la distillation des simples et à d'autres travaux coûtent plus que les autres.	40 livres de roses.... à 6 s. » d.	12 l. » s.
	6 — de graine pour faire l'onguent. à 12 s.	3 l. 12 s.
	10 livres de tamarins à 30 s.	15 l. » s.
	6 — sel d'epsun. à 12 s.	3 l. 12 s.
	4 — d'oignons de scille.......... à 15 s.	3 l. » s.
	2 livres gomme elemy à 50 s.	5 l. » s.
	2 — colophane.. à 30 s.	3 l. » s.
	Pour le lait des malades qui en prennent soir et matin et pour le beurre frais des vésicatoires...........	16 l. 6 s.
	20 livres de sucre... à 22 s. 6 d.	22 l. 10 s.
	12 — de cassonade à 18 s.	10 l. 16 s.
	20 — de miel..... à 8 s.	8 l. » s.
	16 — de manne... à 58 s.	46 l. 8 s.
	9 — de sené..... à 50 s.	22 l. 10 s.
	10 — de réglisse.. à 6 s. 6 d.	3 l. 5 s.
	2 — de quinquina à 6 livres.	12 l. » s.
	8 — d'huile d'amande douce......... à 32 s.	12 l. » s.
	6 — de casse.... à 15 s.	4 l. 10 s.
	Pour bols, pilules de différentes espèces, potions spiritueuses et narcotiques, le lait stibié, le kermès et l'ipécacuanha...............	14 l. 8 s.
	Total................	218 l. 18 s.

PIÈCE XXIX. — (Registre de l'hospice de Charité.)

Contenant les aumônes et le nom des personnes qui les ont remises à la Supérieure pour les pauvres de cette maison, leur destination et l'emploi qu'elle en a fait.

Septembre. — C'est dans ce mois seulement qu'on a fixé l'emploi des aumônes au soulagement des convalescents.

Reçu de Mme X... la somme de 300 livres pour distribuer à de pauvres convalescents qui sortent de l'hospice.

Le 16, au nommé Denis Gérard, homme veuf, chargé de trois enfants, rue des Vieilles-Tuileries........................ 2 l. 8 s.

Le 20, au nommé Jean Franck, pauvre garçon d'écurie, sans condition et sans asile, rue des Vieilles-Tuileries... ...... 1 l. 10 s.

Le 26, au nommé Nicolas Barbier, pauvre manœuvre, 60 ans, chargé d'enfants, au Gros-Caillou, rue de Grenelle............ 1 l. 10 s.

Octobre. — Le 10, au nommé Alain Loquet, compagnon maréchal, âgé de 36 ans, sans ouvrage, paroisse Saint-Sulpice, rue de Vaugirard.......................... 1 l. 10 s.

Le 16, au nommé Léonard Authisier, manœuvre chargé de cinq enfants, paroisse Saint-Sulpice, rue Traverse............. 2 l.

PIÈCE XXX. — Registre de l'hospice de Charité, contenant la dépense générale de chaque mois comparée avec la quantité de journées, pour servir à connaître le prix commun de chacune. (Année 1879.)

JANVIER 1779.	
Nombre des journées de malades pendant ce mois	2688
Objets de dépense :	
Pain, 2,600 livres à 2 sous 6 deniers.........	325 l. » s.
Viande, 2,074 livres à 6 sous 6 deniers......	674 l. 1 s.
Vin, 470 bouteilles à 7 sous 6 deniers........	176 l. 5 s.
Jours maigres, 5 journées à 18 personnes (1)..	55 l. 15 s.
Pharmacie..................................	161 l. 7 s.
Lumières....................................	76 l. 15 s.
Bois, 6 cordes à 29 livres.....................	174 l. » s.
Blanchissage............................. ..	125 l. 7 s.
Honoraires du chapelain...................	50 l. » s.
Chirurgien....	12 l. 10 s.
Sœurs de la Charité (2)....................	91 l. 13 s.
Domestiques, tant hommes que femmes......	50 l. 18 s.
Fossoyeurs, toile pour ensevelir les morts, objets imprévus et remonte de linge...	208 l. 13 s.
Total..............	2182 l. 4 s.

Cette somme de 2,182 l. 4 s., divisée en 2,688 journées donne pour chacune.................. 16 s. 2 d. 47/56

(1) Sœurs et gens de service.

(2) Il n'y en avait que 11 alors.

Pièce XXXI. — (Bibliothèque nationale, 1779, page 61. Hospice de Charité.)

Construction des latrines avec les moyens qui servent à dissiper la mauvaise odeur.

A l'extrémité du bâtiment, on a choisi au rez-de-chaussée, un grand passage ouvert entre deux jardins pour y placer les latrines. On avait d'abord construit sous ce passage une fosse d'aisance voûtée et passée à chaux et à ciment, ayant environ vingt-quatre pieds de long, douze de large et huit sousclés.

La largeur du passage est divisée en trois parties, dont une sert pour les cabinets et les deux autres pour des coridors séparés par une cloison de refend dans toute la longueur du passage et sans aucune ouverture.

Par ce moyen, l'espace qui règne entre les cabinets et le mur de refend est divisé en deux et l'on ne peut arriver du bâtiment à ces cabinets que par les extrémités du premier corridor ; d'où il résulte que le courant d'air se trouve libre et toujours poussé au dehors dans quelque direction que le vent soit placé et qu'ainsi les corridors intérieurs ou les salles ne peuvent en recevoir l'odeur.

Les latrines du deuxième étage sont formées sur la même place, et la cloison qui partage leur corridor se trouvant placée au milieu des croisées qui sont l'une sur l'autre, ou sur l'autre face du bâtiment et sans chassis, il en résulte le même effet qu'à l'étage inférieur.

Des portes battantes ferment les deux bayes qui donnent entrée dans le corridor des cabinets du premier étage, léquel n'a pu être prolongé comme celui du rez-de chaussée, en sorte que l'odeur ne peut pénétrer dans les corridors intérieurs ou des salles, à raison de la direction de ces derniers qui arrivent à angles droits sur ceux des latrines.

Les cloisons qui séparent les cabinets ne s'élèvent qu'à six ou sept pieds et ces cabinets ne sont point fermés au-dessus, ce qui entretient un mouvement libre de l'air dans tout l'espace qui se trouve entre la cloison de refend et le mur auquel les lunettes sont adossées sans aucune communication avec le corridor placé entre ladite cloison et le mur de refend.

Pour écarter les émanations de la fosse d'aisances on a pratiqué dans les deux angles du bâtiment sous lequel cette fosse est placée, des ventouses qui montent du fond jusqu'au-dessus du comble. Ces ventouses construites de grands boisseaux de terre cuite ont neuf pouces de diamètre et sont placées à environ vingt-deux pieds de distance l'une de l'autre ; il est aisé d'en concevoir le mécanisme et l'effet. On doit juger qu'avec cette méthode, on pourrait former plusieurs étages de cabinets sans éprouver le moindre inconvénient de l'odeur des latrines.

PIÈCE XXXII (P. 53 du premier rapport). — **Premier registre du médecin contenant le nom et l'âge du malade, le jour de son entrée, le n° de son lit, le nom de la maladie, un abrégé des symptômes et du traitement, etc.** — Divisé en deux parties distinctes : l'une pour les hommes, l'autre pour les femmes, et suivi d'une table nosologique à la fin de chaque mois. — (Année 1879, juin, 1re partie).

NOMS des HOMMES MALADES.	AGE.	DATE de l'entrée.	N° du lit.	NOMS DES MALADIES.	SORTI ou MORT.	TEMPS du séjour.
Pierre Michelin.	44 ans.	1er juin.	7	Fièvre typhoïde.	Sorti le 39 juin.	29 jours.
Joseph Denis.	40 ans.	1er juin.	14	Plaie avec fièvre continue.	Sorti le 14 juin.	14 jours.
Nicolas Prolier.	21 ans.	1er juin.	43	Fièvre continue.	Sorti le 9 juin.	9 jours.
Thomas Guilard.	27 ans.	2 juin.	4	Fièvre maligne après trois saignées, pouls inciduus le 8 au soir, le lendemain et le surlendemain, sueur générale et critique. Convalescence décidée.	Sorti le 17 juin.	15 jours.
Michel Lafont.	24 ans.	3 juin.	46	Fièvre maligne après sept saignées, éruptions de boutons autour de la bouche et sueurs le 14e jour de la maladie. Convalescence décidée.	Sorti le 29 juin.	26 jours.
NOMS DES FEMMES MALADES.						
Toinette Lapierre.	21 ans.	3 juin.	5	Fièvre continue avec douleur à la tête, oppression violente, douleur aiguë au ventre, pouls dur et gêné. Après cinq saignées faites en 30 heures, l'eau de Tamarins émétisée a fait rendre de la bile et des vers. Le 12 au soir, la peau était brûlante, le pouls très développé et fréquent, les trois cavités libres, point de crises marquées, la convalescence a été longue et assez lente.	Sorti le 30 juillet.	57 jours.
Charlotte Petit.	32 ans.	13 juin.	10	Après une fièvre continue, mal guérie, inflammation de bas-ventre, cinq saignées en 36 heures, sang très couenneux, soulagement prompt. Emétique et purgatifs nécessaires. Convalescence décidée.	13 juillet.	25 jours.

PIÈCE XXXIII. — TABLE NOSOLOGIQUE.

Noms des maladies.		Nombre des malades.	Guéris.	Morts.
			—	—
Anasarque		5	2	3
Asthme		2	1	1
Carie au genou		1	»	1
Catarre (*sic*)		1	1	»
Chute		1	1	»
Coup de soleil		1	1	»
Dissenterie		4	4	»
Esquinancie		3	4	»
Epuisement		1	1	»
Fièvres	continues	29	29	»
	éphémères	5	5	»
	inflammatoires	4	4	»
	intermittentes	1	1	»

Deuxième registre du médecin contenant l'histoire des maladies intéressantes avec des réflexions sur leur traitement. Une table des matières à la fin de chaque mois et un résumé général sur la nature des maladies et sur la température de l'air (année 1779).

Premier cas. — Graivé (Pierre), 37 ans, soldat, ayant passé plusieurs nuits au camp de Normandie sur de la paille mouillée, eut au mois d'août une fièvre intermittente qui n'avait jamais été parfaitement guérie ; il arrive ici le 24 février avec une fièvre quotidienne dont la marche n'était pas régulière et une douleur sur tout le côté gauche depuis l'épaule jusqu'à la plante du pied ; le dégoût, l'amertume de la bouche, la langue chargée, un peu fade déterminent à lui donner le lendemain deux grains d'émétique et vu la douleur on lui fait mettre une ventouse sur les deux côtés gauches ; il vomit beaucoup et il eut des selles très copieuses, des pustules sortirent autour de sa bouche, il sua, la crise fut complète ; on le purgea avec des pilules de Rufus pour ne pas l'affaiblir ; le malade quitta l'hospice le 7 mars, n'ayant ni fièvre, ni douleur.

Deuxième cas. Bancy (Louis), âgé de 29 ans, travaillant aux carrières. Le 20 mai, dans une cave humide et privée d'air, tomba tout d'un coup et perdit connaissance de la parole, il arriva vingt-cinq heures après à l'hospice, sans pouls, sans mouvements, les pieds froids et la respiration convulsive ; on lui fit respirer l'*alkali* volatil, on met les pieds dans un bain chaud et il prit une potion cordiale émétisée ; un vomissement mêlé de bile et de pituite ne tarda pas à se déclarer, les mouvements volontaires revinrent peu à peu, la malade se rétablit complètement et sortit le 7 avril.

PIÈCE XXXIV. — Résumé général sur la nature des maladies qui ont dominé pendant l'année 1779 et sur la température de l'air.

Janvier. — Dans les quinze premiers jours du mois le temps ayant été sec et froid, toutes les maladies de poitrine prenaient une tournure inflammatoire et cédaient promptement aux saignées indiquées par le genre du pouls et de la respiration, le sang tiré par les premières saignées n'avait ni couenne ni sérosité.

Les femmes pléthoriques avaient des douleurs de tête et d'estomac qui ne cédaient qu'aux saignées et aux laxatifs doux ; les sels, quoiqu'en lavage, produisaient de fâcheuses irritations.

Dès que le temps se fut adouci les maladies de poitrine prirent un caractère catarral, les crachats devinrent difficiles le kermès fut utile mais les huileux étaient souvent demandés avec instance par les malades et ils n'avaient pas l'inconvénient d'empâter l'estomac, etc., etc.

PIÈCE XXXV. — (Collection Joly de Fleury, 1246.
Hôpitaux de Paris. Résidu.)

MONSEIGNEUR,

La protection dont vous avez bien voulu m'honorer en me chargeant vers la fin de 1783 d'un travail sur la ville et dont vous daignâtes me témoigner votre satisfaction, m'a pénétré sans cesse de la plus vive reconnaissance. Animé de l'extrême désir de justifier vos bontés, je me suis fait un devoir de vous faire homage dans le temps, d'un exemplaire des comptes de l'hospice de Charité de la rédaction desquels je suis chargé depuis l'institution. L'absence de Mme Necker a suspendu jusqu'ici l'impression de ceux des années 1784 et 1785 qui ne font que de paraître. Votre amour, Monseigneur, pour tout ce qui touche à l'utilité publique comme à l'humanité me fait oser vous présenter ces deux exemplaires, persuadé que vous daignerez les accueillir avec la même bonté, comme un nouveau tribut de mon zèle, de ma reconnaissance et du très profond respect avec lequel je suis, Monseigneur, votre très humble et très obéissant serviteur.

ACCARD,
Commis. des finances au contrôle général,
rue Neuve-des-Petits-Champs.

Paris, 14 février 1786.

PIÈCE XXXVI. — (Archives nationales, F[15], 245.)

Lettre datée du 16 mars 1788 et adressée à M. de la Millière par le sieur Accard, commis. aux finances.

Le sieur Accard envoie un exemplaire des comptes de l'hospice pour l'année 1787 et se met sous la protection de M. de la Millière.

PIÈCE XXXVII. — (Archives nationales, F[15], 245.)

Hôpitaux de Paris, hospice Saint-Sulpice, may 1778.
Nouveau registre, page 172.

Ci-joint est un exemplaire des comptes de l'hospice de Charité de Saint-Sulpice pour l'année 1787 adressé avec une lettre du 16 mai à M. de la Millière par le sieur Accard, commis des finances attaché aux bureaux de M. Gojard et chargé de la rédaction de ces comptes depuis l'institution de l'hospice.

Le sieur Accard rappelle dans sa lettre l'intérêt queprenait à lui la mère de M. de la Millière et le prie de vouloir bien le recommander à M. Gojard.

Mois de l'année.	Nombre des journées.	Dépenses.	Prix commun de la journée.
Janvier.....	3832	3433 l. 13 s. 10 d.	17 s. 11 d.
Février.....	3400	3233 l. 8 s. 19 d.	19
Mars.... ..	3621	3213 l. 19 s. 4 d.	17 s. 9 d.
Avril.......	3623	3339 l. 2 s. 4 d.	18 s. 5 d.
Mai... . .	3967	3354 l. 17 s. 1 d.	16 s. 10 d.
Juin........	3625	3286 l. 1 s. 1 d.	18 s.
Juillet......	3506	3229 l. 7 s. 1 d.	18 s. 5 d.
Août.......	3657	3290 l. » s. 4 d.	17 s. 11 d.
Septembre..	3729	3331 l. 1 s. 4 d.	47 s. 10 d.
Octobre....	3499	2272 l. 6 s. 7 d.	18 s. 2 d.
Novembre..	3567	5085 l. » s. » d.	17 s. 3 d.
Décembre..	3612	3317 l. » s. » d.	18 s. 5 d.
		On a négligé les fractions de deniers.	
Totaux..	43738	39386 l. 1 s. 3 d.	18 s.

A la suite des tableaux de chaque mois est une récapitulation des différents objets de dépense dont le montant est de........ 39.386 l. 13 s.

Auquel il faut ajouter le loyer de la maison de .... 3.600 l.

Total de la dépense générale. 42.986 l. 13 s.

On a placé ensuite un tableau de comparaison des mêmes objets de dépenses composant la journée de chaque année depuis l'établissement de l'hospice, il suit de ce tableau que le prix de la journée a été :

En	1779	de	16 s. 10 d.
	1780	de	16 s. 10 d.
	1781	de	17 s. 3 d.
	1782	de	17 s. 1 d.
	1783	de	17 s. 2 d.

En 1784	de	17 s.	6 d.
1785	de	17 s.	7 d.
1786	de	17 s.	10 d.
1787	de	18 s.	» d.
Ce qui donne un prix moyen	de	17 s.	4 d.

Le loyer et les frais de bâtiments n'étant pas compris dans ces résultats :

On rend compte dans un tableau comparatif des différences qu'ont offertes ces années pour le prix commun de la journée, on prend comme base fondamentale celui de l'année 1779 qui a été de 16 l. 10 s. 3/5. Toutes les variations qui sont survenues et qui arriveront par la suite étant l'effet de quelques changements sur lesquels l'économie ne peut influer.

Les fonds assignés par le roi à l'hospice de Charité étant de 42.000 l. on donne un étatjustificatifde l'emploi du surplus des dépenses qui ont été faites et acquittées ; elles ont eu en général pour objet des constructions, réparations et changements dans la distribution des bâtiments ; dans le principe on n'avait pas fait mention de ces détails, l'hospice n'ayant été institué que pour servir de modèle et d'objet de comparaison pour le prix des journées des malades. Le tableau des malades reçus, sortis, morts et restés à l'hospice offre une mortalité de 1 sur 7 2/5 ; à ce tableau est joint celui de l'année 1787 qui ne porte la mortalité qu'à 1 sur 8 26/57 ; on croit être parvenu à donner à ces tableaux le dernier degré de perfection par une division plus exacte des maladies.

Observation. — Ce travail est bien fait, il paraît qu'il n'y a rien à faire que d'en accuser la réception à M. Accard et de le remercier.

Paris, le 7 may 1788.

Pièce XXXIX. — (Registre de Charité. Extraits.) Modèle adopté depuis 1786.

Tableau des malades guéris ou morts, etc., etc. (1786.)

GENRE des MALADIES.	MALADES restés au 1er janvier 1786.		ENTRÉS.		SORTIS.		MORTS.		RESTÉS au 31 décembre 1786.	
	H.	F.	H.	F.	H.	F.	H.	F.	H.	F.
Abcès et dépôts intérieurs	1	»	2	2	»		3	2		»
Affections apoplectiques, sop.	»	»	4	»	»	»	4	»	5	»
Affections catarrales	8	5	157	82	150	78	»	1	11	8
Affections cutanées	2	1	33	24	34	25	»	»	»	»
Affections hémorrhoïdales	»	»	3	3	3	3	»	»	»	»
Affections laiteuses, puerpérales	»	4	»	41	»	41	»	1	»	3
Affections mélancol., hystér.	»	»	15	5	15	1	»	»	»	»
Etc., etc.										
Totaux	60	50	1302	244	1145	626	152	124	66	44
	111		2046		1771		276		110	
	2157				2157					

La mortalité pour cette année est de 1 sur 7 2/5.

Pièce XXXVIII. — (Bibl. nat. — Registre de Charité. Extraits.)

Tableau des malades curables, guéris ou morts à l'hospice, pendant l'année 1780.

GENRE DES MALADIES.		MALADES. Nombre	Guéris.	Morts.	DÉNOMBREMENT DES MORTS SUIVANT LE SEXE ET LE DEGRÉ DES AGES. Sexe.	1 à 10	10 à 20	20 à 30	30 à 40	40 à 50	50 à 60	60 à 70	70 à 80
Abscès	interne	7	1	6	Hommes	»	»	3	»	1	»	»	»
					Femmes	»	»	»	1	»	1	»	»
	externe	9	8	1	Hommes	»	»	»	»	»	1	»	»
Affections	comateuse	1	1	»									
	laiteuse	11	11	»									
	scorbutique	16	16	»									
	scrofuleuse	2	2	»									
	spasmodique	31	31	»									
	vermineuse	4	3	1	Femmes	»	1	»	»	»	»	»	»
Agonisans(*)		39	»	39	Hommes	1	2	3	»	3	9	3	»
					Femmes	»	1	1	1	4	6	5	»
Anasarque		5	3	2	Hommes	»	»	1	1	»	»	»	»
Angine		3	3	»									
Apoplexie		4	3	1	Hommes	»	»	»	»	»	1	»	»
Ascite		6	3	3	Hommes	•	»	»	»	1	1	»	»
					Femmes	»	»	»	»	1	»	»	»
Asthme		5	5	»									
Bubonocèle		1	1	»									
Cachexie		75	75	»									
Carie des os de la jambe		3	»	3	Hommes	»	1	1	»	1	»	»	»
Catarre		106	106	»									
Chute		12	11	1		»	»	»	»	1	»	»	»
Colique	bilieuse	17	17	»									
	de peintre	2	2										
Commotion		2	2										
Coup de sang		3	3	»									
Crachement de sang		5	5	»									
Dartres		18	18	»									
Diarrhée		68	68	»									
Dysentéries		108	96	12	Hommes	»	»	2	5	1	1	»	»
					Femmes	»	1	»	»	1	1	»	»
Engorgement lymphatique		1	1	»									
Epanchement bilieux		28	25	3	Hommes	»	»	»	»	2	1	»	»
Epilepsie		6	2	4	Hommes	1	»	»	»	»	»	»	»
					Femmes	»	1	»	»	1	1	»	»
Eruption cutanée		34	34	»									
Erysipèle		[illegible]	[illegible]										

— quotidienne	31	31	»									
— scarlatine	1	1	»									
— tierce	55	55	»									
— quarte		8	»									
— aiguë	196	196	»									
— maligne	74	42	32	Hommes	»	5	7	3	1	2	0	»
				Femmes	»	»	6	4	3	1	»	»
Fluxions de poitrine	13	110	23	Hommes	»	»	5	2	8	3	1	1
				Femmes	»	»	1	2	»	»	»	»
Hydropisies incurables	23	1	22	Hommes	»	»	»	»	3	4	6	»
				Femmes	»	»	»	2	2	1	4	»
Hydropisies de poitrine	17	»	17	Hommes	»	»	1	2	1	3	4	»
				Femmes	»	»	»	1	1	4	»	»
Ictère	8	8	»									
Inflammation du bas-ventre	8	4	4	Hommes	»	»	2	»	1	1	»	»
Inflammation de l'estomac	1	»	1	Hommes	»	»		»	»	»	»	»
Jaunisse	3	3	»									
Maladies chirurgicales	70	70	»									
Mal de tête chronique	2	2	»									
Ophthalmie	12	12	»									
Paralysie	6	6	»									
Paraphrénésie	3	1	2	Hommes	»	»	»	»	1	»	1	»
Pertes	3	3	»									
Petite vérole	14	11	3	Hommes	»	2	1	»	»	»	»	»
Rétention d'urine	1	1	»									
Rhumatisme aigu	15	15	»									
Rhumatisme chronique	26	26	»									
Sciatique	1	1	»									
Suppression	2	2	»									
Surdité	2	2	»									
Tumeurs humorales	6	6	»									
Tumeurs froides	10	10	»									
Ulcères gangréneux	3	3	»									
Ulcères chancreux	2	2										
Ulcères fistuleux	1	1										
Vue obscurcie	2	2										
Total	1435	1255	180	Hommes	2	11	27	13	25	27	15	1
				Femmes	»	3	8	11	13	15	9	»
					2	14	35	24	38	42	24	1

(*) Les agonisants sont arrivés à l'hospice quelques heures avant d'expirer.

Nota. — La sévérité de l'institution qui n'admet que des vrais pauvres attaqués des maladies les plus graves diminue en apparence les succès du médecin ; il lutte seul contre les accidens, sans être jamais secondé par une nature entièrement affaiblie, car on sait que la misère ouvre d'avance la route qui conduit à la mort.

Pièce XL. — (Archives nationales, F[15], 397.)

Décret du conseil d'État à Saint-Cloud, date du 31 mai 1788, signé du Baron de Breteuil en présence du roi. Ce décret supprime les franchises des hôpitaux. On remplace ces franchises par des sommes d'argent, à cause des fraudes.

Extraits. — Art. 1er à compter du 15 juin prochain les exemptions des droits d'entrée dont jouissent sur tout ou partie des objets de leur consommation, l'hôtel royal des Invalides, l'Hôtel-Dieu, l'Hôpital Général et les dépendances, les Incurables, celui des Petites-Maisons, l'hôpital de la Trinité, l'hôpital de la Charité, l'hospice de Charité de la paroisse de Saint-Sulpice, etc., etc., ainsi que franc salé, sont et demeurent supprimés.

Veut Sa Majesté que toutes marchandises, etc., etc., entrant pour le compte de ces établissements soient sujettes aux droits.

Art. 2. — Pour remplacer la franchise, Sa Majesté accorde aux dites maisons à titre de supplément à leurs revenus actuels une somme annuelle d'argent, répartie ainsi, etc., etc. Hospice de Saint-Sulpice 8000 fr. sur le pied de 53 l. 6 s. et 8 d. par personne.

Pièce XLI. — (F[16], 397.)

Pièce annexée au décret et indiquant la somme à allouer par personne dans chaque hôpital en remplacement de la suppression des franchises.

Hôtel royal des Invalides...	116 l.	13 s.	4 d.
Hôtel-Dieu................	73 l.	2 s.	4 d.
Trinité...................	6 l.		
Hospice de Charité........	53 l.	6 s.	8 d.

Pièce XLII. — (Archives nationales, F^{15}, 397.)

Hospice de Charité de Saint-Sulpice. Me. Necker. Mémoire.

Mémoire.

Lorsqu'on s'est occupé de fixer l'indemnité accordée par le roi aux hôpitaux pour leur tenir lieu de l'exemption des droits d'entrée on a réglé que l'Hôtel-Dieu de Paris recevrait pour chaque personne malade ou employée une somme de 73 l. 2 s. par an.

Et l'hospice de Charité, seulement la somme de 53l. 6 s. 8 d.

Cette inégalité n'est pas juste, car les droits à l'entrée des objets de consommation ne pèsent pas moins sur l'hospice de Charité que sur l'Hôtel-Dieu.

Il paraît que la dépense de chaque individu qui est moindre à l'hospice qu'à l'Hôtel-Dieu a servi de base au règlement.

Mais cette moindre dépense résultant d'une économie plus sévère et non pas d'une moindre consommation relativement au nombre il est évident que le règlement porte à faux.

Mme Necker et Mme la duchesse de Duras s'étaient bornées à demander pour l'hospice de Charité une somme annuelle de deux mille livres par-dessus celle que le règlement avait assignée, mais l'augmentation du prix du pain qui coûte dès à présent 80 l. par mois de plus à l'hospice, les force à porter leur rélamation aussi loin que la justice peut s'étendre.

Et elles supplient M. le directeur général de vouloir bien ordonner qu'il sera payé à l'hospice de Charité trois mille quatre cens livres annuellement, en sus de la somme qu'il recevait pour indemnité des entrées et à compter du quartier qui échoira le premier octobre prochain.

Notre demande pour l'hospice de Charité se réduit donc à être absolument assimilés à l'Hôtel-Dieu, en sorte qu'au lieu de 8000 livres qu'on nous avait assignées d'abord, on nous accorde onze mille quatre cens livres ou deux mille huit cent cinquante livres par quartier, le premier quartier échoit en octobre, M, le directeur général voudra bien donner des ordres pour qu'on nous paye et sur la manière dont il jugera à propos que nous soyons payées.

Bon pour être payé sur la *lotterie* comme l'était le fond ordinaire. S'adresser à M. Dufresne pour mettre cette affaire en règle.

Approuvé : Louis.

20 septembre 1788.

En marge au commencement de ce document est écrit : Faire expédier pour le premier travail l'ordre de 11.400, pour l'année de l'indemnité qui a commencé au 15 juin 1788. Mais cet ordre doit fixer cette distribution de 11.400 livres, à raison de 950 livres par mois. Le premier paiement à faire doit être néanmoins de 2850 pour les trois mois échus au 25 septembre.

Ordonnance du 20 septembre 1788.

Pièce XLIII. — (F[15], 397.)

Ordonnance pour toucher les 2850 livres datée du 28 septembre 1788.

Pièce XLIV. — (F[15], 397.)

Lettre de la sœur Cassegrain à Madame Necker.

Cette lettre qui contient deux pages de bénédictions, de souhaits, de vœux de bonheur, etc., finit par la prière de vouloir s'occuper un peu de l'indemnité relative aux franchises supprimées. On est en retard de quelques jours, et la communauté a besoin d'argent pour le mois suivant.

Pièce XLV. — (F[15], 397.)

Ordonnance pour payer à la sœur Cassegrain les 3225 livres qu'elle réclame dans la lettre précédente.

Datée du 29 mars 1789.

HOPITAL NECKER

Plan Général, à 0m002 p mètre

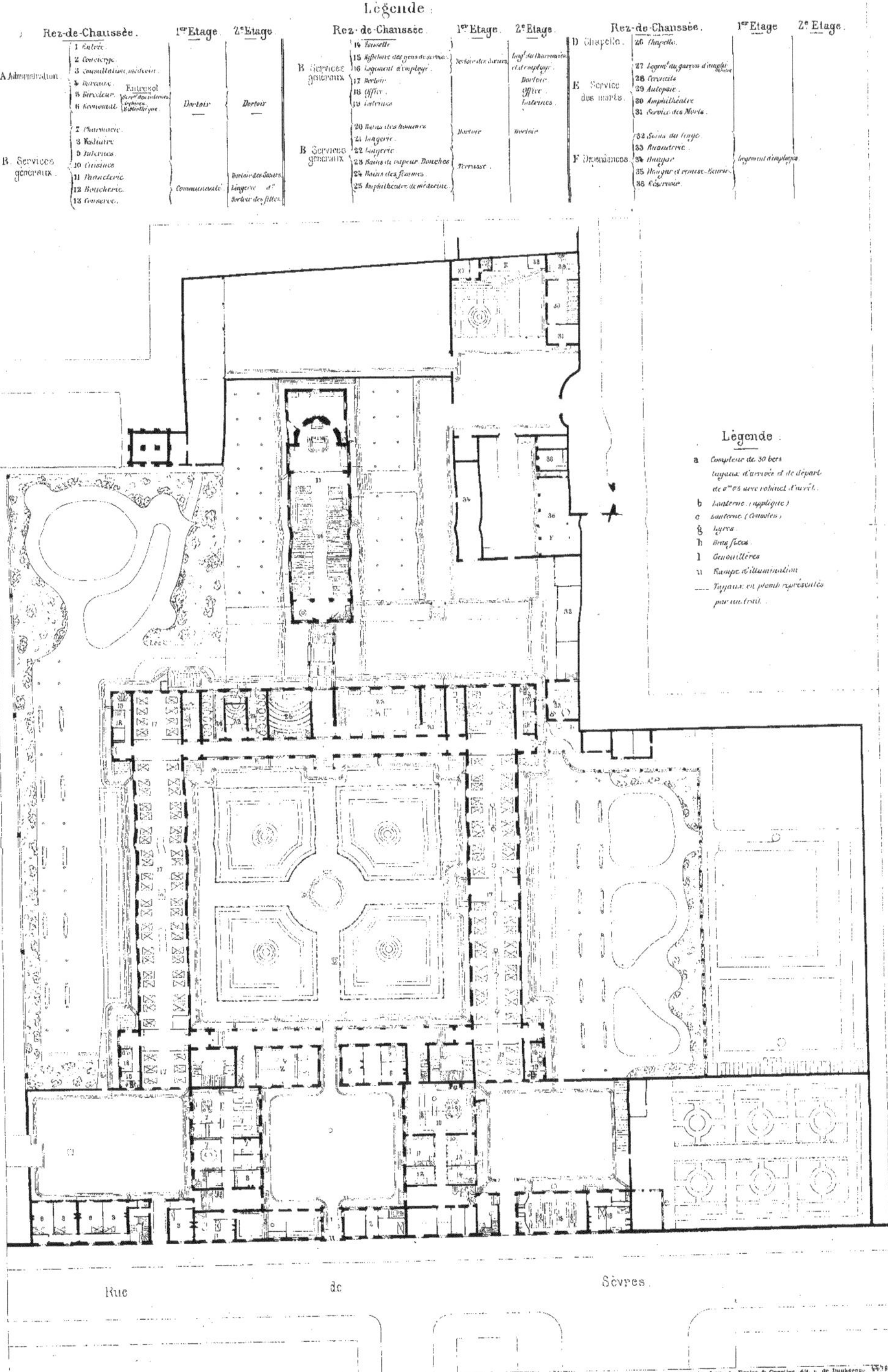

PIÈCE XLVI. — (F^{15}, 397.)

Registres manuscrits des dépenses mois par mois pour les années 1788 et 1789, signés : Noailles, duchesse de Duras, Maynaud de Paucemont, curé de Saint-Sulpice, sœur Cassegrain fille de charité.

PIÈCE XLVII. — (F^{15}, 397.)

Hospice de Charité, 42,000 livres par an. Libellé des ordonnances.

Exercice 1781. —	Au porteur pour l'employer à l'entretien du nouvel hospice de Charité à titre de secours annuel. Ordonnance du 19 août 1781..........	42,009 l.
Exercice 1782 —	Au porteur. *Il est dû ici pour l'année* 1782 du secours de pareille somme que le roi a accordé au dit hospice (ordonnance du 28 juillet 1782.	42,000 l.
Exercice 1783. —	Au porteur. Ordonnance du 28 juillet 1783, ordonnance 10 août 1783...............	42,000 l.
Exercice 1784. —	Au porteur. Ordonnance du 28 juillet 1784, ordonnance du 18 juillet 1784...........	42,000 l.
Exercice 1785. —	Ordonnance du 18 juillet 1684.	42,000 l.
Exercice 1786. —	Au porteur pour l'année échue au 31 juillet 1786 dudit secours annuel. Ordonnance du 13 août 1786..........	42,000 l.
Exercice 1787. —	Secours annuel échu le 31 juillet 1787. Ordonnance du 12 août 1787............	42,000 l.

Exercice 1788. — Secours annuel échu le 31 juillet 1788. Ordonnance du 10 août 1788............ 42,000 l.

Exercice 1788. — Au porteur pour les 5 derniers mois 1788 d'une ordonnance du 2 juillet 1789.... 17,500 l.

Exercice 1789. — Au porteur pour l'année entière 1789 d'une ordonnance du 2 juillet 1789.... 42,000 l.

Si l'ordonnance de 17,500 l. doit être rejetée sur 1790. C'est la faute du bureau des ordonnances d'expédition.

PIÈCE XLVIII. — (F[15], 397.)

Lettre de M. Gistain à M. Bergnon.

En conséquence de l'état de la *notte* en marge de l'état de distribution je me trouve fort embarrassé pour le paiement des indemnités.

L'article 5 du décret du 10 septembre 1790 fait cesser ces indemnités à compter du 1er janvier 1791.

Et l'article 7 du même décret supprime les secours à compter du 16 janvier 1791.

Monsieur de Lafontaine, auquel l'auteur de la lettre ci-dessus avait demandé ce qu'il fallait payer, avait donné l'avis qu'il fallait payer secours et indemnité, car l'hospice de Charité était non pas un couvent mais une maladrerie comme l'Hôtel-Dieu avec cette différence unique que les malades y étaient moins nombreux et plus sainement. Ces considérations sont appuyées par une lettre ci-après.

D'après ces observations j'ai fait payer les 4,450 livres du mois de juillet 1791, dont je ne suis pas encore couvert par l'ordre qui doit être expédié dans la nouvelle somme.

En conséquence je vous prie, Monsieur Bergnon, de faire comprendre les mois de juillet et août 1791 dans l'ordre dont j'ai besoin pour faire payer ... (mot illisible) ... au moyen de quoi je me trouverai en règle sur ces deux mois.

Mille compliments.

Ce 27 août 1791.

Pièce XLIX. — (F[15], 397.)

29 août 1791.

Lettre adressée à M. de Lessart et signée : « Les administrateurs composant le directoire du département de Paris. « Plot, Davoué, de la Chaume, Chellé. »

Cette lettre dont il est parlé dans le document précédent demande que l'hospice de charité continue à toucher indemnité et secours.

Pièce L. — (F[15], 397.)

27 août 1791.

L'hospice de la rue de Seine (1) jouissait d'un secours annuel de 42,000 livres et d'une indemnité de 11,400 livres en remplacement de l'exemption des droits d'entrée supprimés en 1788.

Il a reçu ce secours et cette indemnité pour les 6 premiers mois 1791, à raison de 4,450 livres par mois, il demande le paiement des mois de juillet et d'août.

Le décret du 19 mars 1791 porte article 1er, que la somme de 4,058,204 livres, destinée à l'entretien des enfants trouvés, des dépôts de mendicité et aux secours à donner à certains hôpitaux dont l'état a été fourni par le ministre, conformément aux dépenses des années précédentes, sera mise au rang des dépenses de l'État pour l'année 1791.

Si l'hospice de la rue de Seine est compris dans l'état

(1) C'est par erreur que ce document porte hospice de la rue de Seine.

fourni par le ministre il est juste de faire acquitter le paiement qu'il réclame.

Le ministre est prié de vouloir bien se prononcer à cet égard.

Suit la note.

Bon à expédier.

PIÈCE LI. — (F[15], 397.)

8 octobre 1791.

Total des paiements à faire d'après la loi sur les 42,000 l. pour les secours pour 10 mois..................................	35,000 l.
Sur le 11,400 l. pour indemnité des droits d'entrée pour quatre mois..............	3,800 l.
Total.	38,800 l.
Sur laquelle somme il convient de déduire celle de 2,850 l. que le trésor public en exécution d'un état de distribution du 13 février 1791 a payé de trop pendant les mois de mai, juin et juillet 1791, à raison de 950 l. pour chacun desdits trois mois de l'indemnité, attendu qu'a compter du 4 mai 1791, ladite indemnité a dû cesser avec les droits d'entrée..............................	2,850 l.
Reste à payer, mois d'octobre compris.	35,950 l.

A Paris, le octobre 1791.

LE MINISTRE DE L'INTÉRIEUR.

Pièce LII. — (F^{15}, 397.)

Lettre adressée à M. Dufresne par M. Bailly.

Paris, le 23 janvier 1791.

La continuité, Monsieur, des secours que Sa Majesté accordait aux divers établissements de Charité est devenu plus que jamais indispensable. M. le curé de Saint-Sulpice, Monsieur, expose en ce moment l'espèce de revenu dont l'hospice de Charité établi sur la paroisse a toujours joui et qui n'était fondé que sur la bienveillance du roi, ce revenu est de 4.450 l. par mois en un bon sur la loterie royale, mais l'usage était de payer d'avance la somme entière dans le mois de janvier de chaque année d'après l'utilité et même la nécessité de cet établissement; j'ai l'espérance ou plutôt la confiance que les mêmes fonds seront toujours fournis.

J'ai l'honneur d'être, avec un sincère attachement, Monsieur, votre très humble et très obéissant serviteur.

Signé Bailly.

(De la main de Bailly, en P.-S.) : Vous sentez tout l'intérêt que je dois prendre à cet utile et intéressant établissement.

Pièce LIII. — (F^{15}, 397.)

Réponse de M. Dufresne à M. Bailly.

30 janvier 1791.

Il lui explique que si on a toujours payé d'avance, c'est parce que Mme Necker faisait remettre un compte des recettes et des dépenses de l'année précédente ; que le curé de Saint-Sulpice en fasse autant.

PIÈCE LIV. — (F[15], 397.)

Mémoire des dépenses de l'hospice de Saint-Sulpice pour l'année 1790:

Ce mémoire se monte à........ 52,448 l. 7 s. 6 d.

Il reste en caisse.............. 951 l. 12 s. 6 d.

Signé par la sœur Braujon, supérieure. Vu et approuvé par le curé de Saint-Sulpice, Maynaud. Daté du 7 février 1791.

PIÈCE LV. — (F[15], 397.)

Ordonnances pour payer les sommes réclamées par l'hospice de Saint-Sulpice, datées du 13 février 1791 et faites l'une pour 42,000 livres, l'autre pour 11,400 livres.

PIÈCE LVI. — Rapport au Conseil général des Hospices sur les hôpitaux et les hospices. Camus et Duquesnoy (an XI). — Extraits utiles.

L'hôpital fut désigné sous le nom d'hospice de Charité et d'hospice de la paroisse de Saint-Sulpice et du Gros-Caillou. Ensuite sous le nom d'hospice de la rue de Sèves et de l'Ouest.

On doit surtout étudier les comptes rendus de l'administration de cet hospice. Ces comptes sont des modèles de clarté, de précision ; ils serviront dans tous les temps de guide pour former des établissements de cette nature (page 50).

Les bâtiments de l'hôpital Necker sont vieux et mal disposés, ils n'étaient pas beaux même pour un couvent.

Le Conseil après avoir restitué à l'hôpital le nom de la fondatrice, a fait inscrire le nom sur la porte.

(1) Dans ce compte, ii y a 110 livres pour avoir changé 2,000 livres d'assignats contre de l'argent monnayé.

M. de Liancourt disait en 1790, en parlant de l'hospice de Mme Necker : cet hospice est sans doute susceptible de perfection, mais, tel qu'il est, nous le regardons comme un des hôpitaux les mieux ordonnés de Paris.

Elles ont à leur tête (les sœurs de Charité) la sœur Clavelot. Non seulement elle n'a jamais voulu recevoir d'émoluments, mais elle a même fait des avances considérables (page 51). A l'époque de l'entreprise, où l'entrepreneur et la commission avaient chacun un préposé pour défendre leurs intérêts souvent opposés, l'entrepreneur de l'hôpital Necker et la commission se sont réunis pour donner chacun leur confiance à la sœur Clavelot.

Le total des dépenses pour l'année est de 50,369 fr. 42. 43,353 journées ; chaque journée 1 fr. 16.

Pièce LVII. — Tableaux à joindre au rapport sur les hospices civils de Paris.

Tableau XV. — Population de l'hôpital Necker à trois époques : 30 ventose an X, 120 malades. — Dernier complémentaire, an X, 104. — 30 ventose an XI, 128.

Tableau LV bis. — Prix de la journée, durée commune du séjour, dépense commune de la maladie pour l'an X.

	Prix de la journée.	Nombre de journées.	Prix de la maladie
Hôtel-Dieu	1 fr. 41	43 1/124	61 fr. 75
Charité	1 fr. 81	25 1/2	46 fr. 16
Necker	1 fr. 16	30 9/11	35 fr. 70

Tableau LV ter. — Tableau de la mortalité comparée dans les hôpitaux pendant les années IX, X et les six premiers mois de l'an XI.

	Hôtel-Dieu.	Charité.	Necker.
An IX	1 sur 7	1 sur 8 9/91	1 sur 8
An X	1 » 6	1 » 8 1/14	1 » 6 1/2
6 1ers mois de l'an XI	1 » 4	1 » 6 4/7	1 » 4 7/11

Pièce LVIII. — Comptes moraux et financiers des hospices civils et hospices de Paris (an XI).

En note à propos des sœurs.

Ces respectables dames n'ont jamais voulu retirer d'émoluments. Elles se contentent de la nourriture, aussi l'on peut facilement remarquer l'ordre et l'économie de cette maison (page 138).

Page 133, dépense totale pour l'année an XI............................	42,697 fr. 26
Nombre de lits....	130
Nombre de malades reçus et traités	1,167
Prix moyen de la journée........	0, fr. 95

Pièce LVIII bis. — Clavereau, architecte. Mémoire sur les hôpitaux et hospices civils de Paris, 1805. Mme Necker, etc., etc.

Aidée des conseils de M. Colombier, inspecteur général des hôpitaux et secours répandus dans la France, cette vertueuse dame ne marqua son séjour à Paris que par les actes de la bienfaisance la mieux entendue. Pleinement convaincue de la nécessité indispensable d'un ordre exact elle eut le courage et la force de présenter le remède aux abus et le gouvernement concourut à l'exécution de ces vues et donna une somme annuelle de 42,000 livres, etc. En 1778, l'hôpital fut complètement aménagé.

Je ne sais si les croisées y étaient placées comme elles le sont actuellement, mais il serait fâcheux qu'on ne les eût changées que pour les disposer d'une manière si vicieuse ; elles ne donnent passage à l'air que par des ouvertures extrêmement étroites et sont à une hauteur telle qu'on prend très rarement la peine de les ouvrir, etc.

Aussi règne-t-il en tout temps un air épais et fétide qu'on ne trouve même pas dans les salles les moins salubres de l'Hôtel-Dieu (page 133).

PIÈCE LIX. — **Rapport fait au Conseil général des hospices et hôpitaux de Paris par un de ses membres (1804-1813).**

Page 44. — Le roi ayant accordé en 1779 une somme annuelle de 42.000, livres etc., etc. Elle (la maison) porte aujourd'hui le nom de la femme charitable que les soins et les bienfaits en ont rendue la véritable fondatrice.

... L'hôpital Necker contenait, peu avant la révolution, 128 lits ; 68 pour les hommes et 60 pour les femmes, distribués en 8 salles, 4 au rez-de-chaussé, 4 au premier étage. Ces salles ne manquent pas seulement d'étendue, mais aussi d'élévation ; la quantité d'air à respirer était en général de trois à quatre toises cubes. Tenon voit dans cette insuffisance une des causes de la mortalité, etc., etc.

Page 46. — L'agence de surveillance est confiée à une sœur de la Charité, dont le zèle pour les pauvres fut toujours égalcment actif. La sœur Clavelot et ses compagnes ont mérité constamment le même éloge.

Page 47. — La mortalité moyenne, a, sans distinction de sexe, été pendant les deux années environ de 1 sur 6.

PIÈCE LX. — **Armand Husson. Etude sur les hôpitaux, 1862.**

L'hôpital Necker une fois terminé montrera dans son ensemble un quadrilatère complet, ouvert au sud, et ne laissera certainement rien à désirer sous le rapport de l'installation et de l'hygiène. Sa configuration rappelle en plusieurs points celle de l'hôpital militaire de Vincennes et reproduit presque identiquement celle de London hospital, mais il y a de plus que ces établissements une galerie couverte qui réunit les deux extrémités des pavillons latéraux et permet d'accéder à la chapelle (page 11).

En note. — La maison où est établi l'hôpital Necker avait été occupée par une congrégation de bénédictines...

... Louis XVI ayant accordé en 1776 une somme de 42.000, etc.

Nombre de lits en 1862 ; 386, dont 234 de médecine, 89 de chirurgie, 28 lits de nourrice et au besoin d'accouchements, 30 berceaux et 5 lits de reposants.

Nombre de malades en 1861, 7.256 ayant donné 129,975 journées ; dépense de l'établissement pour cette même année 300.635 fr. 76.

Pièce LXI. — Davenne. De l'organisation et du régime des secours publics en France, 1865.

Quantité d'air renouvelé par heure et par malade :

Système Duvoir (1)	30 m. c.
Thomas et Laurens	90 m. c.
Van Hecke	97 m. c.
Dépense de première installation par lit :	
Duvoir	480 fr.
Thomas et Laurens	808 fr.
Van Hecke	236 fr.
Dépense annuelle de fonctionnement et d'entretien :	
Duvoir	51 fr.
Thomas et Laurens	101 fr.
Van Hecke	23 fr.
Prix de revient pour l'administration de l'unité de ventilation. Un mètre cube d'air par heure toute l'année.	
Duvoir	3 fr. 36
Thomas et Laurens	1 fr. 76
Van Hecke	0 fr. 61

(1) En ne tenant compte que de l'air qui arrive par les canaux.

Pièce LXI bis. — Rapport sur l'hôpital Necker (M. Bourneville, 1883).

		LONGUEUR	LARGEUR.	HAUTEUR.	CUBE total.	NOMBRE de lits.	CUBE d'air par lit.	OBSERVATIONS.
HOMMES.								
Rez-de-chaussée	Saint-Pierre.......	67.90	7.95	5.05	2.726 02	57	47.82	
1er étage....	St-Jean — St-Luc.	67.90	7.95	4.77	2.574 87	57	45.17	
	Saint-Vincent.....	18.78	9.20	4.77	824 14	20	41.15	Il ne s'agit que de la salle commune; il y a encore 4 chambres à 2 lits formant les 28 lits du service.
2e étage...	St-Louis — St-Ferdinand..	67.90	7.95	4.43	2.391 34	56	42.76	3 chambres d'isolement non comprises à St-Ferdinand.
	Saint-André	26.75	9.20	4.32	1.060 96	28	37.96	Il y a encore une petite salle de 3 lits.
FEMMES.								
Rez-de-chaussée	Sainte-Marie......	21.20	7.95	5.05	1.252 60	26	48 17	
	Sainte-Cécile......	24.80	7.95	5.05	995 66	20	49.78	
	Ste-Eugénie (*crèche*)	7.95	7.95	5.05	319 17	6	53.19	6 lits et 6 berceaux.
1er étage...	Ste-Eulalie — Ste-Adélaïde.....	59.95	7.95	4.77	2.273 40	49	46.34	2 chambres d'isolement.
	Ste-Adélaïde (*crèche*	7 95	7.95	4.77	301 47	6	50.24	6 lits et 6 berceaux.
2e étage ...	Ste-Anne — Ste-Thérèse......	59.95	7.95	4.55	2.176 23	49	44.41	3 chambres d'isolement.
	Ste-Anne (*crèche*)..	7.95	7.95	4.55	287 57	6	47.92	6 lits et 6 berceaux.

Pièce LXII. — Rapport au Conseil municipal par M. Bourneville. Paris, 1833.

Eaux, Egouts. — L'hôpital est alimenté par de l'eau de l'Ourcq qui arrive dans un réservoir de 46 mètres cubes et par de l'eau à haute pression qui est reçue dans un réservoir de 21 mètres cubes, la concession est de 45,000 litres d'eau de l'Ourcq et de 10,000 litres d'eau de source par jour, elle est très insuffisante.

L'établissement possède trois égouts.

Les cabinets d'aisance aboutissent à des fosses mobiles vidées tous les jours.

Service balnéo-hydrothérapique ; six baignoires pour les hommes et six pour les femmes ; une petite salle pour les douches, une petite salle de bains de vapeur. Néanmoins ce service a pu donner en 1881, 10,283 bains aux malades de la maison, 6,613 douches aux malades internes, 4,398 douches aux malades externes, 2492 bains de vapeur aux malades internes, 3,113 aux malades externes. L'hôpital ne donne pas de bains au dehors.

En note est écrit : « Depuis le 1er janvier 1883, jusqu'au 3 avril, on a délivré 1,364 bains pour les malades du dehors. » M. Quentin avait donné des ordres en conséquence.

Paris. — A. Parent, imp. de la Fac. de médec., A. Davy, successeur, 52, rue Madame et rue M.-le-Prince, 14.

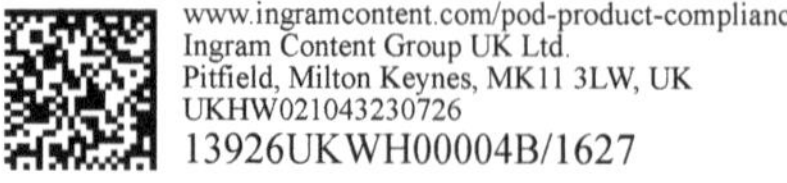
www.ingramcontent.com/pod-product-compliance
Ingram Content Group UK Ltd.
Pitfield, Milton Keynes, MK11 3LW, UK
UKHW021043230726
13926UKWH00004B/1627